ÉTUDE

SUR

AMÉLIE-LES-BAINS,

AU POINT DE VUE

DU TRAITEMENT PROPHYLACTIQUE ET CURATIF

DES MALADIES CHRONIQUES DES ORGANES RESPIRATOIRES;

PAR

Ernest GÉNIEYS,

Docteur en médecine, Membre de la Société d'Hydrologie médicale du Midi.

MONTPELLIER,
IMPRIMERIE DE RICARD FRÈRES, PLAN D'ENCIVADE, N° 3.

1855.

L'étude comparative des thermes principaux des Pyrénées nous a révélé toute l'importance de la médication sulfureuse dans le traitement des affections des organes respiratoires. Nous avons constaté, aux Eaux-Bonnes, à Cauterets, à Labassère, à St-Sauveur, l'affluence considérable des malades pendant la saison d'été; mais nous éprouvions le regret de voir ces succès merveilleux de la thérapeutique interrompus brusquement à la chute des neiges. Tel est le motif qui nous a conduit à examiner la station thermale d'Amélie-les-Bains. Et nous avons été heureux de trouver là toutes les conditions désirables pour l'installation avantageuse des phthisiques pendant l'hiver : des sources sulfureuses variées, qui permettent de reprendre et de graduer la médication qui n'avait donné, jusque-là, qu'une amélioration passagère; des vapeurs sulfhydriques qui présentent un mode d'influence spéciale sur les voies laryngées et pulmonaires; un climat assez doux pour éviter le lointain voyage de Nice ou de Pise aux personnes qui doivent, l'été suivant, revenir aux Pyrénées; enfin deux grands établissements qui renferment, dans une même construction, et les logements particuliers et l'installation complète des bains, douches, piscines, *vaporarium*, etc.

Nous offrons, avec confiance, à nos confrères, le résumé de nos observations impartiales; nous serions trop payé de nos peines s'il nous était permis de procurer quelque soulagement aux personnes atteintes de la phthisie pulmonaire, cruelle maladie, sur laquelle nous continuons des recherches persévérantes, depuis le commencement de notre carrière médicale.

ÉTUDE

SUR

AMÉLIE-LES-BAINS,

AU POINT DE VUE

DU TRAITEMENT PROPHYLACTIQUE ET CURATIF DES MALADIES CHRONIQUES

DES ORGANES RESPIRATOIRES.

Considérations générales.

Amélie-les-Bains, par son climat, par le nombre, l'abondance et la richesse minérale de ses sources sulfureuses, est une des stations thermales des Pyrénées qui méritent le plus de fixer l'attention des praticiens.

Le Professeur Anglada lui assignait une haute

importance et lui prédisait un brillant avenir (1). Les travaux de MM. Bouis, Roux, François et Fontan ; la thèse de M. Astrié ; la notice et les divers mémoires de M. Pujade, ont beaucoup contribué à répandre la lumière sur la composition chimique et sur l'action thérapeutique de ces eaux ; mais il reste un grand pas à faire pour qu'une justice complète soit rendue aux thermes d'Amélie.

Dans cette notice, nous n'aborderons pas les questions chimiques. Elles ont cependant une grande valeur ; elles peuvent mettre sur la voie de la médication hydrologique ; elles n'en seront jamais la dernière expression (2).

---

(1) Voir Anglada (Traité des eaux minérales et des établissements thermaux du département des Pyrénées-Orientales), 1re partie du 2e volume.

(2) Nous nous proposons de revenir sur ce sujet, en publiant une monographie complète d'Amélie. Mais nous sera-t-il permis de connaître positivement les causes de la thermalité et de la sulfuration, de savoir si les eaux contiennent primitivement des sulfures, ou si c'est toujours secondairement que les sulfates se changent en sulfures, par le passage à travers les couches épaisses de matières organiques? Dans ce laboratoire souterrain, comme dans le parcours entre le griffon et le lieu d'emploi, n'y a-t-il pas une série de réactions très-délicates? Il est prudent d'attendre que les discussions soient apaisées, et que le problème soit résolu par un arbitre de

L'étude clinique doit remonter plus haut; elle doit embrasser tout ce qui a une action médiate ou immédiate sur le malade; elle doit rechercher le rôle véritable que joue chacun de ces agents médicateurs, et ce n'est que par des observations consciencieuses que l'on sortira de la déplorable confusion qui se perpétue à l'égard du traitement des maladies chroniques.

Croit-on, par exemple, que, dans un établissement thermal, la cure du malade dépende uniquement de la proportion plus ou moins grande des sels tenus en suspension dans l'eau du bain? Et ce bain lui-même, n'a-t-il pas une action toute différente, s'il est pris chaud, froid ou tempéré; s'il dure une demi-heure, ou une, deux et trois heures; s'il est précédé, accompagné ou suivi d'une douche; si la douche est donnée par jet énergique, en arrosoir, en pluie, etc., etc.? Et compte-t-on pour rien l'eau prise en boisson, le changement d'air, de nourriture, d'habitudes? Toutes ces circonstances ont leur part

---

la science. Nous savons que M. Filhol doit faire paraître prochainement une 2e édition de son livre sur les eaux minérales des Pyrénées. L'habile et consciencieux chimiste donnera le résultat complet de ses propres analyses. Nous aurons ainsi une table comparative, d'une parfaite exactitude, pour apprécier les différences que présentent, entre elles, les sources sulfureuses de toute la chaîne.

d'influence sur le malade, et toutes méritent considération.

Il importerait donc, en premier lieu, que les éléments pathologiques fussent nettement définis et analysés; qu'ils fussent appréciés dans leurs causes, leurs symptômes, leur marche et leur terminaison. Il faudrait reprendre le travail si bien commencé par Fr. Bérard, et le compléter par les résultats d'une analyse plus rigoureuse et par les progrès que la chimie et l'anatomie pathologique ont opérés depuis trente ans.

Lorsque chaque élément sera ainsi connu et isolé, ne sera-t-il pas plus facile de lui appliquer un moyen, ou une série de moyens, que l'expérience démontre capables de le combattre?

La thérapeutique se trouvera décomposée de même en ses éléments naturels; elle abandonnera l'empirisme routinier qui semble donner crédit au scepticisme médical. Elle prononcera en connaissance de cause; et, lorsqu'elle sera vaincue par la force morbide, elle pourra avouer son impuissance et se justifier.

Des expérimentateurs habiles (1) ont déjà tenté

---

(1) Voyez Bordeu, Anglada, le Professeur L. Boyer, Pâtissier, Cazenave, Fleury, Du Pasquier, Fontan, V. Gerdy, Pereyra, Chenu, Durand-Fardel, Bertrand, Petit, Gueneau de Mussy, Andrieu, Astrié, etc., etc.

de louables efforts pour déterminer la valeur respective des éléments de la médication hydrologique. Ils ont étudié l'action de l'eau simple, à ses diverses températures, l'action des bains courts, prolongés, à eau courante, généraux ou partiels, alternativement chauds et froids, pris dans une baignoire ou dans une piscine; l'action des douches, simple et multiple, descendante, ascendante, latérale, écossaise, locale ou générale; l'action des bains de vapeur, des étuves à haute température; l'action de l'eau prise en boisson : telle est à peu près l'hydrothérapie commune. D'autres se sont occupés des effets que produisent l'eau, la vapeur et les gaz, suivant qu'ils renferment tels ou tels principes minéralisateurs. On a également cherché la part d'influence que le voyage, le climat, l'air atmosphérique, les distractions, et toute l'hygiène nouvelle du baigneur, exercent sur le traitement des malades.

Mais tous ces faits si précieux, si concluants, d'une utilité si pratique, sont épars, çà et là, dans des brochures et des mémoires. Ne serait-ce pas rendre un service éminent à la science, que de les compléter, de les contrôler par un examen sévère, de les dégager de toute fausse hypothèse, et de les résumer dans un livre mémorable (1)?

---

(1) Un tel projet n'est pas un vain rêve de notre part.

Cette belle œuvre ne nous empêcherait pas, nous obscur soldat de la milice médicale, de continuer nos recherches, et de contribuer par notre zèle, sinon par notre talent, aux futurs progrès de la science pratique et au soulagement des malades.

Déjà M. le Professeur L. Boyer a bien voulu nous entretenir des travaux qu'il prépare, depuis longues années, et auxquels il veut associer les membres de la Société hydrologique, pour élever à la doctrine médicale un monument digne d'elle. Cette doctrine ne sera plus exclusivement de l'empirisme ou de la théorie. Elle s'appuiera sur une base solide, sur l'empirisme rationnel.

CHAPITRE Ier.

RENSEIGNEMENTS SUR AMÉLIE ET SES SOURCES SULFUREUSES PRINCIPALES.

Amélie-les-Bains (1) est situé dans le département des Pyrénées-Orientales, à 38 kilomètres de Perpignan, à 235 mètres au-dessus du niveau de la mer, et sous le 42me degré de latitude.

Le plateau, où sont construits les établissements, est abrité, contre le vent, par une enceinte de collines. La vallée est traversée, du sud au nord-est, par un torrent qui s'échappe des rochers, en formant une succession assez pittoresque de cascades. Sur la rive gauche se trouvent les thermes particuliers et le village. La rive droite est occupée par l'hôpital militaire et ses dépendances : chapelle, promenades, jardins des officiers, etc.; un pont réservé sert à la fois de communication entre les deux rives, et d'aqueduc pour l'eau sulfureuse des thermes militaires. L'hôpital a été construit sur les plans de M. J. François, et il fait le plus

---

(1) Ce nom est tout moderne. Anglada ne parle jamais de ces thermes que sous le titre des Bains d'Arles. Il en résulte une fâcheuse confusion pour les médecins étrangers au département.

grand honneur à ce savant ingénieur. Il se compose de trois bâtiments séparés. Le premier est installé de manière à loger 150 officiers et à leur préparer une existence des plus confortables. Le second, destiné à l'Administration, forme le côté parallèle de la cour. Le troisième, en retour sur les deux premiers, est très-considérable : il peut contenir 500 malades ; au rez-de-chaussée sont les cuisines, les magasins et le réfectoire. Un vaste escalier central conduit aux thermes, sur le premier pallier, puis aux salles des trois étages. On a eu l'heureuse idée de ne former que des salles petites, de vingt lits chacune, établies dans la largeur et non pas dans la longueur du bâtiment, et possédant une fenêtre à chaque extrémité. Il en résulte une ventilation facile qui n'expose pas à un refroidissement dangereux les hommes que la médication thermale rend plus impressionnables aux influences atmosphériques.

Les thermes sont, sans contredit, l'établissement de ce genre le plus complet et le mieux organisé que possède la France. Ils présentent les modifications multiples que le praticien peut réclamer, dans le traitement d'une affection, par les moyens hydrologiques : piscine de natation pour les soldats, piscine particulière, en marbre blanc, pour les officiers; cabinets de bains, étuves, *vaporarium*, douches variées à l'infini, pour la bouche, le rectum, les oreilles, etc.; s'accommodant aux trajets fistuleux, à la forme des plaies, etc., etc. Partout règne un ordre admirable qui témoigne en faveur de la direction intelligente du docteur Duplan (1).

Aussi de nombreux succès ont-ils déjà sanctionné la première année d'expérience. La guerre d'Orient a fourni l'occasion de traiter une série d'affections qui se montrent rarement en temps ordinaires. Nous ne mentionnerons ici que le scorbut. Depuis six mois, les scorbutiques ont encombré les hôpitaux de Toulon, de Marseille, de Montpellier. Malgré les traitements les plus rationnels, ils succombaient ou traînaient une pénible convalescence. Or, il était merveilleux de voir, à l'hôpital d'Amélie, comment, à une période très-avancée de la maladie, quand l'économie ne paraissait plus susceptible d'une forte réaction, il suffisait de huit, dix bains sulfureux pour ressusciter presque des mourants.

Ces faits seront publiés; mais, comme rien ne parle mieux que les résultats cliniques, on me pardonnera de les signaler en passant.

Si le Gouvernement, après avoir ordonné une enquête sérieuse sur les eaux d'Amélie, a décidé

---

(1) M. Duplan, médecin principal de l'armée, était resté onze ans à la tête de l'hôpital militaire de Barèges. Il a été choisi par le Gouvernement pour imprimer une première et salutaire impulsion à l'hôpital d'Amélie.

la création si coûteuse d'un grand hôpital, il faut bien que la vertu de ces sources ne soit point illusoire; il faut qu'on ait compris l'immense avantage de donner des bains, en toute saison, au mois de Janvier comme au mois d'Août, de faire jouir les malades des douceurs du climat, en même temps qu'ils suivent le traitement thermal; et, si ce bénéfice est vrai pour les affections telles que les rhumatismes chroniques, les dartres, les blessures, la syphilis, etc., combien plus mérite-t-il d'attirer l'attention des praticiens, au sujet des personnes atteintes d'affections chroniques des voies respiratoires!

L'élan, donné par le Ministre de la guerre, a réveillé l'industrie privée, et a montré au pays quelles voies brillantes de prospérité allaient s'ouvrir pour lui. Par l'heureuse initiative d'un Préfet actif et prévoyant, l'Administration départementale a exproprié et acheté de nombreux terrains. Elle a fait construire une route commode, et, au centre du village, une large place qui permettent un accès également facile pour les deux établissements. Amélie n'est plus un village : c'est une ville qui se fonde. Les terrains ont triplé de valeur en trois ans; les jardins potagers font place aux maisons; on se hâte de bâtir pour recevoir des hôtes plus nombreux; on se sent pressé par le chemin de fer de Perpignan qui sera terminé en dix mois. En effet, le voyage de Paris aux Pyrénées-Orientales, qui naguère causait tant d'effroi et de fatigues, que sera-t-il, quand on mettra dix-huit heures de Paris à Montpellier, et six heures jusqu'à Perpignan, en tout vingt-quatre heures?

Les sources d'Amélie-les-Bains sont nombreuses. Anglada en signalait quatorze en 1833. Depuis cette époque, plusieurs ont été découvertes; mais toutes ne sont pas utilisées pour le service des malades. Ainsi, sur la place, coule perpétuellement une fontaine sulfureuse dont l'eau (55° c.) est employée, par les habitants, aux usages domestiques. La fontaine Manjolet est recueillie dans un petit bassin fermé, à sa sortie du rocher, sur la montagne, et jouit, comme buvette, d'une réputation très-ancienne parmi les gens de la contrée. L'eau a 43°, et ne contient, par litre, que 0gr013 de sulfure de sodium.

Le Grand Escaldadon suffit seul pour alimenter les thermes de l'hôpital. Il a 61° c., et il donne, par minute, 400 litres d'eau (1).

---

(1) Voici, d'après Anglada, la composition chimique des eaux du Grand Escaldadon et de la source Manjolet, rapportée à un litre.

La source, qui fournit ses eaux à l'établissement de M. Hermabessière, a une température de 61° c., et contient, par litre, 0gr0160 de sulfure de sodium. Elle est amenée, depuis le griffon jusqu'au lieu d'emploi, par un canal très-solide en maçonnerie, lequel empêche toute évaporation et toute influence de l'air extérieur. Elle est employée en bains et en douches. Pour descendre aux diverses températures que demande le médecin, on mitige cette eau (à 61°)

	Grand Escaldadon.	Manjolet.
Sulfate de sodium........	0gr,0396	0gr,0317
Glairine.............	0 ,0109	0 ,0158
Carbonate de soude......	0 ,0750	0 ,0623
Carbonate de potasse.....	0 ,0026	traces.
Chlorure de sodium......	0 ,0418	0 ,0164
Sulfate de soude.........	0 ,0421	0 ,0504
Silice....................	0 ,0902	0 ,0378
Carbonate de chaux......	0 ,0008	0 ,0012
Sulfate de chaux.........	0 ,0007	0 ,0010
Carbonate de magnésie....	0 ,0002	0 ,0004
	0gr,3039	0gr,2170

Les expériences nombreuses d'Anglada ont fait admettre, à cet habile chimiste, que les sources d'Amélie présentaient une composition chimique à peu près analogue, et que toutes, sur cette montagne, devaient avoir une commune origine.

avec de l'eau, également sulfureuse, qui a subi une réfrigération préalable, dans un réservoir voûté.

Les vingt-quatre cabinets de bains sont distribués autour d'un promenoir couvert. Dans douze de ces cabinets, on trouve les appareils complets qui servent à donner la douche, sous toutes ses formes. Des soupapes, s'ouvrant directement sur le conduit de l'eau minérale, permettent encore d'administrer des bains de vapeur, et de graduer l'atmosphère sulfureuse dont il convient d'entourer le malade.

Le promenoir présente, au-dessus des cabinets, une galerie où les malades peuvent, les jours froids ou pluvieux, se livrer à un exercice des plus salutaires. Mais je tiens à signaler un point plus important : on comprend que l'atmosphère de cette vaste enceinte est chargée de principes sulfureux. Ces molécules salines pénètrent dans les voies respiratoires, constamment, mais en quantité si minime, qu'il n'en peut résulter aucun inconvénient. Veut-on augmenter l'action de cette atmiatrie pulmonaire, il suffit d'ouvrir un robinet dans un cabinet du bas : l'eau prend son courant et laisse dégager ses gaz. Si le malade se sent fatigué, il doit se diriger dans une partie opposée de la salle ou se retirer. Il est certains malades auxquels le promenoir est formellement interdit pendant plusieurs jours ; d'autres ne peuvent y séjourner qu'une demi-heure, etc.

Des corridors conduisent les baigneurs à leurs

chambres. La maison entière est chauffée, en hiver, par l'eau sulfureuse, qui parcourt de longs tuyaux dans toute l'étendue du bâtiment.

Trois buvettes sont installées dans le jardin attenant à l'établissement. L'eau de ces buvettes a des degrés différents de température et de sulfuration. Elle est administrée, à doses progressives, en boisson et en gargarismes.

Les sources dont il nous reste à parler sortent du rocher sur lequel les thermes de M. Pujade ont été construits. Plusieurs ont leur naissance à la base même de ce rocher, et presque au niveau des eaux du torrent le Mondony. Il est à remarquer que toutes les sources sulfureuses d'Amélie-les-Bains ont leur courant de bas en haut, à la façon des puits artésiens, et que quelques-unes ont une force ascensionnelle considérable.

Telle est la source Arago, qui s'élève à 9 mètres au-dessus de terre (température 60° c. et 0,0160 de sulfure de sodium par litre). Telle est encore la petite source ascensionnelle (58° c.), qui atteint 7 mètres de hauteur. Toutes deux se réunissent pour alimenter le réservoir des douches les plus fortes.

On appelle source Anglada le concours de filets d'eau sulfureuse, jaillissant à l'intérieur d'une grotte naturelle que l'on a transformée en piscine. Ce bassin a 20 mètres de circonférence et 2 mètres de hauteur. On peut donc y nager fort à l'aise. L'eau marque

36° c. de température ; elle est très-riche en glairines, qui tapissent les fentes de la roche, et elle est assez abondante pour que l'on vide, trois fois par jour, toute la piscine.

Les sources de la Rigole (31°, 46°, 59° c.) fournissent aux douches qui se donnent dans cette piscine.

La source Amélie (47° c. de température et 0gr,0088 de sulfure de sodium par litre) est très-onctueuse au toucher ; elle tient en suspension de la glairine blanche. Elle est mise en réquisition, pour les baignoires de la galerie des dames, dans les cas qui demandent une action sulfureuse plus modérée.

A l'endroit où elle sort de la roche, on a établi une chambre sulfuraire. Le gaz, s'échappant à l'état vierge, compose une atmosphère, que l'on peut graduer à volonté, en laissant pénétrer une quantité plus ou moins considérable d'air extérieur. Il en résulte une série de modifications thérapeutiques de la plus haute importance, suivant que la chaleur s'élève depuis la température ordinaire jusqu'à celle d'une étuve à 47° c., et suivant que les principes minéralisateurs entrent pour une part minime, ou en dose majeure, dans l'air respiré par le malade.

Nous verrons plus loin les secours que l'on peut emprunter à ces chambres sulfuraires, dans le traitement des affections des voies respiratoires.

Trois sources sont consacrées à l'usage interne :

La source Hygie, ou pectorale. (32° c.)

La source de la Galerie. (20° c.)

La source Bouis. (36° c.)

Cette énumération rapide est loin de comprendre toutes les sources précieuses par leur abondance et leurs qualités sulfureuses, qui entourent l'établissement et qu'il serait facile d'utiliser. Des travaux d'aménagement se préparent, et les constructions nouvelles permettront de donner des bains d'eau courante.

Mais il n'entre pas dans notre plan d'examiner en détail les ressources hydrologiques que présente actuellement Amélie, ou celles qu'il doit offrir dans un prochain avenir. Nous espérons reprendre ce sujet en examinant la série complète des affections qui peuvent être heureusement modifiées par ces eaux.

Nous passerons donc sous silence l'organisation très-ingénieuse du système des douches, l'installation des étuves, etc., etc.

La maison d'habitation, comme chez M. Bessières, se continue sans interruption avec les thermes. Le gaz sulfureux est sensible dans l'air des galeries, des escaliers, etc.; amené dans des appareils particuliers, il suffit à maintenir la température du salon, par exemple, à 16° c. pendant tout l'hiver.

Plusieurs chambres sont réservées aux personnes

plus souffrantes, plus difficiles à mouvoir; et ces chambres communiquent directement avec des cabinets, où l'on administre également la douche et le bain.

Les renseignements que nous venons de donner en ce chapitre suffiront pour faire apprécier les considérations qui vont être présentées au sujet des affections pulmonaires, et de la part d'influence exercée sur ce genre d'affections par le climat et la médication sulfureuse d'Amélie-les-Bains.

CHAPITRE II.

COMPARAISON, SOUS LE RAPPORT DU CLIMAT, ENTRE AMÉLIE-LES-BAINS ET LES LOCALITÉS MÉRIDIONALES OU SONT COMMUNÉMENT ADRESSÉS LES PHTHISIQUES.

Dans un précédent travail (1) nous avons cherché à établir les causes principales de la phthisie pulmonaire, à déterminer la nature de cette affection, à préciser les premiers signes révélateurs de son existence, et, après avoir déduit les indications thérapeutiques majeures, à exposer les moyens, suggérés par l'expérience, pour remplir ces indications.

Ce travail, composé dans un but uniquement pratique, et résumant un grand nombre d'observations cliniques, nous permet de poser les conclusions suivantes :

1° La phthisie pulmonaire est la localisation de la diathèse tuberculeuse sur le poumon ; elle est liée à une altération anatomique spéciale. Cette altération anatomique est le résultat, et non le principe, de l'affection générale.

---

(1) Diagnostic de la phthisie pulmonaire; indications thérapeutiques révélées par cette étude, et moyens de les remplir. Montpellier, chez Boehm. 1854.

2° L'hérédité, le tempérament lymphatique, les excès de tout genre et surtout prolongés, la privation de sommeil, une alimentation insuffisante, l'habitation des lieux bas et humides, le manque d'exercice à l'air libre, les passions tristes, sont les causes essentielles les plus communes de la phthisie pulmonaire. Elles se combinent fréquemment entre elles.

3° Les catarrhes répétés, la pleurésie, la pneumonie, l'hémoptysie, la répercussion des exanthèmes, de la syphilis et du rhumatisme, la grossesse, favorisent le développement des tubercules chez les sujets prédisposés à la phthisie.

4° L'amaigrissement, la diminution des forces, des changements dans le caractère, un malaise général, des douleurs vagues vers le tiers supérieur de la poitrine, de l'enrouement dans la voix, une toux sèche, des crachats clairs, rendus le matin, et parfois striés de sang, la moiteur à la paume des mains après les repas, la matité et la dépression sous-claviculaires, l'expiration prolongée et métallique, le bruit de froissement pulmonaire et le craquement sec : tels sont les signes qui doivent, par leur ensemble, faire reconnaître l'invasion de la phthisie, ou la simple prédisposition à cette affection.

5° L'appréciation des symptômes généraux et locaux ne laisse aucun doute lorsque le ramollissement des tubercules a commencé.

6° Les indications thérapeutiques se rapportent, pour chaque malade, à trois chefs principaux :

α. A l'affection diathésique (huile de foie de morue, iode, bains d'air comprimé, inhalations de gaz, muriate d'or et antiscrofuleux).

A la fluxion générale (saignée rare du bras, saignée au pied, sangsues à l'anus ou aux grandes lèvres, aloès, vésicatoire au mollet, cautère à la jambe).

A la fluxion locale (sangsues, ventouses sèches et scarifiées, sinapismes, vésicatoires, cautères volants : appliqués sur la poitrine même.

Aux symptômes prédominants.

Aux périodes de la maladie.

Aux complications.

β. A l'individu,

A sa constitution,

A son tempérament,

A ses antécédents pathologiques.

γ. Au milieu dans lequel vit l'individu.

Atmosphère.

Climat et saisons.

Habitation.

Profession.

Exercices physiques et intellectuels.

7° La phthisie pulmonaire n'est jamais radicalement guérie : elle peut, seulement en certains cas, être arrêtée dans sa marche.

Tels sont les points fondamentaux établis dans un premier travail. Voyons quelles conséquences pratiques nous pourrons en tirer pour cette étude nouvelle de la phthisie, en rapport avec la médication sulfureuse.

Les phthisiques entrent pour un dixième, pour un cinquième, pour un quart même, dans le chiffre de la mortalité de certains pays. N'est-il pas rationnel de multiplier ses recherches, et d'employer toutes ses ressources pour conjurer un fléau si terrible?

Quand la diathèse tuberculeuse est localisée dans le poumon, qu'elle a produit des désordres considérables, qu'elle a creusé des cavernes; quand, en même temps, la fièvre, les sueurs abondantes se sont emparées du sujet, il est à peu près impossible de s'opposer à une terminaison fatale de la maladie. La nature peut bien, en certains cas, réserver des ressources merveilleuses pour tarir ces grandes suppurations, et, à force de dérivatifs extérieurs et de soins minutieux, prolonger, de plusieurs années, une existence qui semblait prête à s'éteindre. Ces miracles sont rares, et il serait imprudent d'y compter.

Mais ne doit-on pas concevoir des espérances plus légitimes de succès lorsque l'économie, ressentant à peine les premières atteintes du mal, possède encore toutes ses forces pour lutter courageusement contre l'ennemi? Oui, nous le croyons, et c'est pourquoi nous recommandons si vivement d'examiner les sujets avec une scrupuleuse exactitude, de découvrir, en eux et en dehors d'eux, toutes les causes qui doivent influer sur la production des tubercules. Les parents s'enferment, trop souvent, dans une sécurité coupable; au lieu d'éclairer le médecin sur leurs antécédents pathologiques et sur ceux des divers membres de la famille, ils forgent à plaisir mille contes absurdes. Il est cependant d'une haute importance de savoir si le père, la mère, un frère, une sœur, ou quelque ascendant direct, n'ont pas succombé après une maladie de consomption; s'il n'y avait pas une grande différence d'âge entre le père et la mère; si l'un d'eux n'avait pas été détérioré par de nombreux excès, ou par la scrofule chronique, etc., etc. Et, quant au sujet lui-même, n'est-il pas urgent de s'enquérir de toutes les conditions pathologiques de son enfance, s'il a eu des ganglions engorgés, au cou et au ventre, des céphalalgies tenaces, preuves si fréquentes de la présence de tubercules dans les méninges ou dans le péritoine, et dont on devrait tenir plus de compte en prévision d'un travail semblable dans les organes thoraciques? Ne faut-il pas encore faire une récapitulation exacte des causes de débilitation qui ont exercé une action persévérante sur l'individu, et qui ont peut-être changé entièrement sa constitution?

Cette appréciation délicate de toutes les circonstances hygiéniques et pathologiques qui composent la vie de l'enfant, et qui forment une série de crises dangereuses, à l'époque de la puberté, est rendue plus facile au médecin entré de longue date dans la maison.

L'œil médical doit sans cesse rester en éveil sur la possibilité d'une phthisie pulmonaire; à la moindre crainte, que le tact pratique fait deviner plutôt qu'il n'en rend compte, il faut recourir à l'examen local. L'auscultation et la percussion ont fait des progrès assez rapides; elles sont arrivées à un degré de précision telle, qu'il est facile, avec une certaine habitude, de saisir les plus légères modifications dans la fonction respiratoire et dans l'état anatomique du poumon.

Dès qu'il est reconnu que l'invasion tuberculeuse s'est réalisée, ou qu'elle est prête à le faire, nous devons entourer le malade de précautions minutieuses; nous devons instituer un traitement rationnel, et basé sur la considération attentive de toutes les particularités qui se rapportent à la constitution, au tempérament, aux antécédents, etc., du malade.

Nous ne possédons encore aucun remède vraiment spécifique pour combattre la diathèse tuberculeuse. L'expérience nous a seulement démontré que l'huile de foie de morue, les principes iodés pourraient avoir une influence salutaire, en changeant le mode de nutrition générale. Il est évident que la nutrition est profondément altérée dans ce genre d'affections, et l'on doit grandement approuver les efforts que des expérimentateurs habiles, comme le Professeur Bouchardat, tentent, chaque jour, pour prévenir la formation des tubercules par une alimentation spéciale.

Mais ne serait-ce pas déjà un grand point que de placer l'économie dans des conditions assez favorables pour que le travail pathologique s'arrêtât dans les poumons ?

Ces conditions sont variables suivant chaque malade : en thèse générale, une température égale, l'absence de grandes variations atmosphériques, une chaleur douce et non pas très-élevée, préviennent les mouvements fluxionnaires qui ont une tendance fâcheuse vers les organes contenus dans la poitrine. De plus, le poumon lui-même peut avoir une faiblesse relative qui le rend plus impressionnable aux influences morbides.

Voilà deux chapitres importants du traitement de la phthisie : agir par l'atmosphère ordinaire ou par le climat ; agir par l'atmosphère modifiée, par la pression de l'air et par l'inhalation des gaz.

Nous avons ailleurs (1) longuement étudié les climats, et nous avons vu que certaines localités ne méritent pas la grande réputation qui leur est faite

---

(1) Travail déjà cité.

d'exercer une salutaire influence sur les maladies des voies respiratoires.

En France, dès qu'une personne souffre de la poitrine, la première pensée qui se présente à l'esprit de ses parents ou de ses amis, c'est de l'envoyer à Hyères ou à Nice, pendant l'hiver, aux Eaux-Bonnes, pendant l'été; souvent même on ne consulte pas son médecin; ou, si on le consulte, c'est plus pour lui annoncer une décision que pour réclamer son avis. Parfois le médecin n'ose pas contrarier ces exigences de famille; peut-être même n'a-t-il pas recueilli toujours des données assez exactes sur l'état des lieux, et, croyant les différences de climat peu sensibles entre les points divers du Midi, il approuve le projet. Et c'est ainsi que de nombreux phthisiques viennent mourir, chaque année, dans une ville où ils avaient la trompeuse espérance de retrouver la santé!

Il est évident que le changement de climat est une précaution salutaire pour les personnes habitant un pays humide et froid; mais encore faut-il que ces personnes ne soient pas à la dernière période de la maladie, et qu'elles conservent la force d'entreprendre leur voyage; et, en second lieu, il est nécessaire qu'elles soient adressées à une station climatérique appropriée aux conditions spéciales de leur affection. Madère, dans la partie la plus abritée de l'île, dans la plaine qui s'étend des montagnes à la mer, paraît être une oasis privilégiée.

Les vents n'y soufflent jamais ; il y pleut très-rarement ; la température n'y produit pas de changements brusques. L'hiver s'y maintient d'une douceur extrême ; et, l'été, la brise de mer tempère les chaleurs que l'on devrait redouter sous un 30e degré de latitude. C'est là que se rendent les Anglais, entraînés par la sage expérience du docteur Clarke.

Palma et les îles Baléares (35° de latitude) sont moins recherchés par les Français que par les Espagnols, et cependant le voyage ne serait guère plus long que pour se rendre en Italie, et nous trouverions là une température chaude pendant tout l'hiver : les pluies, abondantes en automne, y cessent à la fin de Novembre.

Naples n'est plus recommandé par un seul praticien sérieux. C'est la ville d'Italie où les phthisiques se rencontrent en plus grandes proportions. Ils sont séquestrés en des salles spéciales, par cette crainte malheureuse de la contagion, très-répandue chez le peuple italien, mais de moins en moins accréditée près du corps médical. M. Journé (1) prétend que, dans les hôpitaux civils, on compte, sur la liste totale des décès, un phthisique sur trois à Naples, sur quatre à Rome, sur six à Florence et à Livourne.

---

(1) Recherches statistiques sur la fréquence de la phthisie en Italie.

Rome (42° de latitude), où nous avons séjourné plus de six mois, l'hiver, nous paraîtrait mieux convenir aux tempéraments sanguins et nerveux. L'atmosphère n'est pas sèche, comme à Nice sur les bords de la mer, ni trop humide, comme à Florence, où les émanations de l'Arno plongent la ville, matin et soir, dans une brume malsaine et épaisse.

Le même inconvénient des brouillards se rencontre à Pise (43° 1/2 de latitude), mais à un plus faible degré ; et c'est, à tout prendre, la ville d'Italie qui présente le moins d'inconvénients. Les montagnes la préservent des raffales trop violentes des vents du nord, et la distance, du côté de la mer, est assez grande pour lui épargner le vent du midi, le sirocco, dont l'influence énervante est si sensible à Livourne.

Nice est pernicieuse aux malades qui portent des tubercules ramollis. La variabilité de la température, le vent nord-est qui souffle avec impétuosité du côté du port, la brise froide et âcre qui monte fréquemment de la mer, sont autant de conditions fâcheuses qui nous ont toujours interdit de comprendre, à nous et aux autres observateurs qui ont habité et examiné Nice sans prévention, la vogue imméritée dont jouit cette ville auprès des médecins de Paris.

Nous préférerions Villefranche, ou bien encore Fréjus, Grasse et Cannes, qui détrônent, peu à peu, sur le sol français, la réputation de Nice et d'Hyères.

Montpellier est sous le même degré de latitude (43° 1/2). Cette ville est recommandée aux poitrinaires du nord ; nous pensons qu'il faut encore établir une sérieuse distinction entre les cas pathologiques. Les personnes à tempérament lymphatique, à fibre lâche, qui ont toujours vécu dans un pays humide, se trouveront à merveille de cet air sec et vif. Celles dont la peau est depuis long-temps dans un état d'atonie, chez lesquelles les fonctions de transpiration générale s'exécutent imparfaitement, éprouveront bientôt un bien-être notable. Des catarrhes chroniques, un embarras général des voies bronchiques, tenant peut-être à ce que la muqueuse pulmonaire était devenue le suppléant du grand émonctoire cutané, vont se dissiper, quand les fonctions auront repris leur mode normal, par la tonicité nouvelle de la peau. Telle est l'explication rationnelle de tant de bronchites, de laryngites, compliquées ou non de tubercules, liées fréquemment au vice rhumatismal, et qui disparaissent avec une rare promptitude, à Montpellier, dans des conditions qui leur donneraient naissance chez des personnes à constitution différente.

Supposez maintenant un sujet nerveux et irritable, chez lequel les mouvements sanguins soient rapides ; pourrait-on croire qu'il sera prudent de le placer dans une atmosphère variable, souvent froide et excitante, et de l'exposer au vent mistral qui souffle avec prédilection sur cette ville? Vous aurez à craindre une série d'hémoptysies dangereuses, des rhumes tenaces, et peut-être ces pneumonies lobulaires dont le centre est un foyer tuberculeux, et qui communiquent soudain une marche aiguë à des affections restées long-temps stationnaires.

On éprouve donc un certain embarras quand on est obligé de choisir une station d'hiver pour un sujet menacé de la phthisie pulmonaire ou bien en présentant les premiers symptômes. Il n'est pas aisé d'envoyer les gens à Madère : le voyage est coûteux, et les communications sont rares avec cette île. Souvent le malade a été adressé, pendant l'été, à un établissement des Pyrénées ; il a pris les eaux de Bonnes, de Cauterets, de St-Sauveur, etc. Il éprouve une amélioration dans son état ; il ne tousse plus, il a la voix moins voilée, il augmente ses forces. Pour ne pas compromettre ce premier succès, nous défendons au malade de retourner dans le pays froid et humide qu'il habitait : à Rouen, par exemple, à Paris, en Belgique, en Hollande ; mais où pourrons-nous lui faire passer l'hiver? Pau est ordinairement préféré, parce que c'est le point le plus rapproché des thermes que l'on vient de quitter, et on songe qu'à la fin du printemps prochain, on n'aura également que quelques lieues à parcourir pour revenir aux eaux, et terminer ce traitement dont le premier essai a rendu la confiance. Et cependant Pau n'est pas à l'abri de tout reproche : en Décembre, il y pleut souvent, et, en Mars, il y règne un vent froid qui est loin, nous l'avouons, de présenter l'acuité que nous avons signalée pour Nice et pour Montpellier.

M. Lallemand, dans le mémoire qu'il présenta à l'Institut, au sujet des eaux du Vernet, s'étonnait que les praticiens n'eussent pas jeté les yeux sur le Roussillon. Sans partager l'enthousiasme qui parfois entraînait l'illustre Professeur, nous croyons que des raisons puissantes militent, en faveur du climat de ce pays, dans le traitement des altérations de la muqueuse bronchique. Nous ne parlons pas de Perpignan, où la température est d'une extrême variabilité. Nous ne mentionnerons que deux localités : le Vernet, et surtout Amélie-les-Bains qui est situé sur le versant méridional du Canigou. Ces stations thermales se trouvent sous le 42° de latitude, le même que celui de Rome, un au-dessous de celui d'Hyères, de Nice, de Montpellier, de Pise, de Florence et de Lucques. Le froid n'y descend jamais à une limite extrême, puisque non-seulement les oliviers, mais les lauriers, les citronniers et les orangers y restent en pleine terre. La pluie est rare, et les paysans vous disent très-bien qu'après une période de huit à dix jours, où les averses se succèdent, vers la fin d'Octobre, il ne tombe plus une goutte d'eau jusqu'aux orages de l'été.

Les montagnes qui forment une enceinte naturelle autour d'Amélie préservent du vent cette vallée, et surtout l'extrémité de la gorge où sont construits les deux établissements privés. Le voisinage même de ces montagnes, en communiquant un air très-pur, cause, matin et soir, un peu de froid, au cœur de l'hiver; mais quand le soleil s'est levé à l'horizon, et que ses rayons dardent sur la promenade, on se croirait véritablement en serre chaude. Les personnes, souffrant de la poitrine, doivent donc se conduire avec prudence : autant elles retirent un grand bienfait de ces bains de soleil, de ces exercices sans fatigue, autant elles paieraient cher une course prolongée et qui ne se terminerait qu'à la tombée de la nuit.

Amélie-les-Bains peut donc, par son climat seulement, soutenir la comparaison avec Pau, Nice, etc. Mais, de plus, quel immense avantage de trouver, là, des sources sulfureuses qui permettront de continuer le traitement commencé à Bonnes ou à Cauterets, et que les rigueurs de la saison avaient forcé d'interrompre; et, en second lieu, des gaz naturels qui satisferont à des indications nouvelles et majeures de la thérapeutique !

CHAPITRE III.

INDICATIONS ET CONTRE-INDICATIONS DE L'EMPLOI DES EAUX SULFUREUSES D'AMÉLIE DANS LE TRAITEMENT DES MALADIES CHRONIQUES DES ORGANES RESPIRATOIRES.

Bordeu (1) est le premier praticien qui ait osé administrer l'eau sulfureuse à l'intérieur; et le récit naïf de ses observations nous montre quelle vertu singulière on reconnut, dès cette époque, à la source de Bonnes, dans le soulagement des maladies consomptives. L'insuffisance du diagnostic local ne permet pas d'assurer que toutes les affections, dont l'histoire est rapportée, soient réellement des phthisies pulmonaires. Mais plusieurs sont dans cette catégorie; et, pour les autres : pneumonies chroniques, bronchites, laryngites, etc., la guérison est si complète, qu'elle devient, pour la science, un grand enseignement.

Notre intention n'est pas de rechercher ni d'expliquer le mode par lequel les eaux sulfureuses agissent sur l'économie. Cette action est complexe; elle ne se borne pas aux effets communs, produits

---

(1) Les œuvres d'Antoine et de Théophile Bordeu sont peut-être les documents les plus précieux que nous possédions sur l'emploi rationnel des eaux minérales.

par l'eau simple ; elle n'est pas le résultat d'une excitation ordinaire, qui ne différerait que par les degrés de son intensité. Ces vieilles opinions doivent être laissées aux partisans de l'École physiologique ; elles n'ont plus cours parmi les adeptes de la science éclairée et progressive.

Les eaux sulfureuses ont des propriétés stimulantes, et, pour les constater, il est besoin seulement de soumettre un sujet bien portant à l'usage des eaux d'Amélie. Après huit ou dix jours de leur emploi, et sans prendre même une dose très-considérable, comparativement à l'eau commune, deux verres d'eau, par exemple, matin et soir, le sujet éprouve une sorte d'ivresse et en même temps une céphalalgie sus-orbitaire qui rend le sommeil difficile. La nuit, surviennent de l'agitation, des rêves inquiets, parfois un réveil en sursaut, lorsqu'auparavant le calme le plus profond accompagnait le repos nocturne. Le pouls s'accélère de huit et dix pulsations, surtout le soir ; mais il est possible que le travail de la digestion soit, en partie, cause de cette modification. Un poids incommode semble peser sur la région cardiaque, et le mouvement sanguin peut acquérir assez de force pour procurer un léger bourdonnement dans les oreilles. Ces symptômes sont très-passagers ; il suffit de suspendre, un jour ou deux, l'usage de l'eau sulfureuse, pour les faire entièrement disparaître.

L'appétit est augmenté; l'estomac reçoit une quantité plus considérable d'aliments, et il s'y accommode. La digestion s'opère facilement, avec une certaine tendance à la constipation. Bientôt se manifeste une tendance opposée, et, après des coliques douloureuses, arrivent des selles diarrhéiques. Un jour de diète ou de régime sévère remet les choses dans l'état normal. Le sujet tient compte de cet avertissement, et observe plus de modération dans sa nourriture. Rien de saillant n'a été signalé du côté des voies génito-urinaires ni dans les fonctions respiratoires et cutanées.

Les personnes atteintes, à divers degrés, de phthisie pulmonaire, et résidant à l'établissement d'Amélie, nous ont autorisé, d'après les renseignements fournis, à présenter les remarques suivantes : dans les premiers jours de l'emploi des eaux, le malade n'éprouve aucune modification notable du côté de la poitrine. Au bout de dix, douze jours, il ressent parfois des douleurs plus vives en divers points de la cage thoracique, un sentiment d'ardeur ou de chaleur incommode. Les crachats sont plus abondants et sortent avec facilité; ils sont mêlés de stries sanguinolentes, lorsque la dose de l'eau a été subitement élevée, par l'imprudence du malade et sans autorisation préalable. D'autres sujets, qui dormaient mal auparavant, qui restaient plusieurs heures, la nuit, assis sur leur lit, ont recouvré un sommeil paisible, et ont été délivrés de ces accès pénibles de dyspnée.

Les sueurs abondantes qui forcent le malade à changer, deux et trois fois par nuit, un gilet de flanelle, qui pénètrent les draps et même le matelas, sont diminuées notablement en plusieurs circonstances, et sans qu'une fâcheuse métastase s'opère sur les voies bronchiques.

Nous n'avons tiré que les conclusions les plus générales de nos observations : les faits particuliers présentent une série de nuances qui demandent une étude sérieuse de la part du praticien. Ils servent à modifier les préceptes communs, et souvent, dans un cas donné, font découvrir les indications les plus importantes de la thérapeutique. Mais il est utile d'induire le moins possible en erreur, et de poser une règle première dont les applications variées et étendues ne dépendront que de la sagacité de chaque médecin.

M. le docteur Astrié (1) avait entrepris des études statistiques et raisonnées, qui ont été malheureusement interrompues, et qui étaient destinées à faire sortir la médication sulfureuse du chaos qui l'environne jusqu'à présent. Déjà, dans cet ouvrage,

---

(1) De la médication thermale sulfureuse appliquée. Thèse de Paris, 1852.

nous trouvons des documents précieux qui mettent en rapport les divers tempéraments, les constitutions, les formes pathologiques avec les modes thérapeutiques correspondants et vérifiés par l'emploi rationnel et empirique des eaux sulfureuses. C'est une idée ingénieuse, qui mériterait d'être fécondée par des hommes supérieurs, et suivie, moins par une individualité que par tous les membres d'une Société hydrologique.

Au sein de l'Académie, M. Pâtissier (1) a beaucoup insisté pour que le Gouvernement obtienne, chaque année, des Inspecteurs placés près des établissements thermaux, un rapport spécial. Dans ce rapport, on établirait le nombre des malades, leur âge, leur constitution, leur tempérament, l'histoire de leur maladie, les particularités et la durée de leur traitement ; on noterait les affections guéries, soulagées ou aggravées par l'usage des eaux, en s'enquérant surtout du résultat obtenu, quelques mois après le départ des malades. Chaque année, on pourrait encore présenter *in extenso* l'histoire d'une source, avec des observations médicales complètes, variées, capables de justifier la valeur thérapeutique de l'eau, et formant ainsi un guide certain pour les praticiens éloignés.

---

(1) Rapport sur les eaux minérales de France, pour les années 1847 et 1848.

M. Andrieu (1) est entré pleinement dans ces vues, et il a composé, au sujet des Eaux-Bonnes, un mémoire qui peut être cité comme un modèle. Il nous a clairement enseigné les circonstances individuelles, le degré de l'affection dans lesquels un phthisique doit être envoyé aux Eaux-Bonnes, les succès que l'on est en droit d'obtenir, et les dangers que l'on peut courir par une médication inopportune ou mal dirigée. Nos efforts vont tendre à présenter rapidement des considérations analogues sur les eaux d'Amélie.

Quand une personne bien portante se soumet à l'usage de l'eau sulfureuse d'Amélie, nous avons vu qu'elle éprouvait des symptômes d'excitation générale. Par conséquent, lorsqu'un malade se présente avec les attributs d'un tempérament très-sanguin, avec une grande mobilité nerveuse, avec une disposition marquée aux mouvements fluxionnaires, avec de la fièvre, nous devons lui interdire absolument la boisson et le bain sulfureux. Ce principe général posé, examinons une supposition contraire.

Lorsqu'un sujet est très-lymphatique, qu'il paraît insensible à toutes les réactions, que les fonctions, chez lui, semblent endormies ou frappées d'atonie;

---

(1) Essai sur les Eaux-Bonnes. Des indications et des contre-indications de leur emploi.

s'il n'a jamais éprouvé d'hémoptysies, ni de sueurs abondantes, ni de dérangements des voies gastriques, il est probable que la médication sulfureuse imprimera graduellement une secousse salutaire dans l'économie de ce malade.

Entre ces points extrêmes, qui d'ailleurs se rencontrent rarement, on trouve une série de nuances intermédiaires.

La phthisie peut se développer chez les individus de tout tempérament et de toute constitution, chez les vieillards et chez les enfants, aussi bien que dans l'âge adulte. Elle a cependant sa fréquence plus marquée pour les sujets jeunes, lymphatiques et offrant une faiblesse relative.

Or, quel but nous proposons-nous dans le traitement de la phthisie? ce n'est pas de faire disparaître le tubercule du poumon ; nous n'en connaissons pas encore le moyen. Nous voulons seulement placer l'économie dans des conditions assez favorables pour que la nutrition s'opère convenablement, pour que les forces se maintiennent, et pour que le travail morbide local, dégagé de toute complication, subisse un temps d'arrêt indéfini. Nous espérons alors que la production hétérologue ne s'étendra point par de nouvelles fusées, et qu'elle pourra même, sinon être entièrement résorbée, du moins se transformer en matière pierreuse ou crétacée, et ne plus être une épine dangereuse, mais un corps étranger qui a pris lieu de domicile au centre de nos tissus.

Le talent du praticien consiste à tenir la balance, d'une main assez sûre, pour que l'avantage, obtenu d'un côté, ne se change pas en péril du côté opposé. Il faut, par exemple, tonifier des chairs molles et flasques, résoudre un engorgement glandulaire, réveiller un estomac qui accepte les aliments avec dégoût, rappeler un flux important et supprimé depuis long-temps. Gardons une juste mesure; autrement la tonicité deviendrait de l'excitation; l'engorgement, loin de disparaître, augmenterait par l'inflammation; les voies gastriques seraient dérangées, non sur un point, mais dans leur ensemble; le flux exagéré nous causerait peut-être une hémorrhagie inquiétante.

Un tact extrême est indispensable dans le maniement des eaux d'Amélie; et grande est l'erreur de ceux qui pensent en faire usage impunément, et qui négligent tous les conseils qui leur sont donnés à cet égard. Il nous a toujours paru qu'il était préférable de rester en deçà de la limite de tolérance, plutôt que de la dépasser. L'eau sulfureuse a une action graduelle, cachée, qui se montre tout à coup par des phénomènes énergiques, quand on ne comptait encore que sur un résultat insignifiant. De même, il serait injuste de renoncer trop tôt à toute espérance de succès, puisqu'une amélioration notable n'est produite, souvent, que plusieurs mois après la cessation de tout traitement; et il est même remarquable que les guérisons de ce genre sont les plus solides.

Tempérament et constitution. — Les eaux d'Amélie sont indiquées pour les sujets éminemment lymphatiques, mous et bouffis, pour ceux qui ont les membres grêles et peu de forces radicales, qui sont rachitiques, à condition que cette débilité soit essentielle et ne depende pas de maladies antérieures. Pour les enfants qui portent au cou des tumeurs strumeuses, des croûtes à la tête, des éruptions cutanées profondes, et toutes les manifestations de la scrofule, nous conseillerons des bains donnés dans une large baignoire, et à l'eau courante. La piscine sera une ressource précieuse pour les jeunes filles pâles, chlorotiques, présentant parfois une déformation des épaules ou une faiblesse dans la colonne vertébrale, chez celles qui ne sont pas menstruées ou qui souffrent de grandes douleurs pour l'établissement et la régularisation de cette fonction importante. Les individus jeunes, qui ont besoin d'activité, se livreront ainsi à une gymnastique commode et à la natation; ils jouiront des principaux avantages que procure le bain de mer, sans que l'on ait à craindre pour eux une concentration pénible des mouvements vers le cœur.

Les douches, données en arrosoir, sur les reins, sur les membres, le long de l'épine dorsale, sont un fortifiant énergique. Elles seront donc employées, avec grande prudence, pour les personnes jeunes ou trop âgées; car, aux deux extrêmes de la vie, le sang se porte rapidement à la tête.

Les mêmes précautions sont de rigueur à l'égard des sujets nerveux : on commencera par leur administrer l'eau de la fontaine dite pectorale, par demi ou par quart de verre; on ne leur permettra que des bains courts, d'une demi-heure au plus, à la température de 35° c., et dans les cabinets alimentés par la source Amélie, laquelle est riche en glairine et peu en sulfure de sodium.

Il est bien entendu que les personnes dont nous venons de parler sont au premier début de la phthisie pulmonaire, et que le poumon, chez elles, n'est le siége d'aucun travail congestif.

Sous l'influence de la médication sulfureuse, on voit bientôt les forces se relever, la nutrition se régulariser. L'estomac reprend de la vigueur; la constipation cesse, quand elle tenait à l'inertie des intestins, et un amendement pareil s'opère, quelquefois, pour une diarrhée chronique. C'est le cas dans lequel la peau avait cessé ses fonctions, et où une sécrétion anormale était opérée par la muqueuse digestive.

Les menstrues, qui donnaient un sang clair, mélangé d'une quantité considérable de mucosités blanches; qui étaient irrégulières, retardées, souvent abolies, devancent maintenant l'époque ordinaire.

Les écoulements leucorrhéiques, produits par l'état de faiblesse générale, se suppriment. Pour obtenir ce résultat, il suffit de la médication ordinaire, à laquelle on ajoute quelques demi-bains, quelques pédiluves, ou bien encore des injections que la malade s'administre elle-même dans sa baignoire.

Nature et degré de la maladie. — Un point capital du traitement de la phthisie consiste à détourner de la poitrine les mouvements fluxionnaires, tout en restaurant les forces générales du sujet. Les tubercules se présentent dans le poumon sous deux formes très-différentes : ou bien ils sont peu nombreux, isolés et le plus ordinairement cantonnés au sommet du lobe supérieur; ou bien ils sont disséminés, en granulations très-fines, et occupent une surface plus étendue. On comprend, dès lors, qu'il est possible de traiter avec plus de courage le sujet chez lequel l'affection est discrète, et qu'une réserve sévère est commandée quand une fusée nouvelle est en imminence et peut envahir le parenchyme pulmonaire à l'occasion d'une faible excitation.

Si les craquements secs sont entendus dans une portion considérable; s'ils passent à l'état humide, et si l'on saisit de grosses bulles de sous-crépitation en plusieurs points, la médication sulfureuse sera suspendue; à plus forte raison, si les symptômes généraux accusaient une marche sub-aiguë, tels qu'un peu de fièvre le soir; la chaleur à la paume des mains pendant le travail de la digestion ; des douleurs thoraciques ; des traces sanguinolentes dans les crachats ; des coliques, etc.

Avant de reprendre l'usage des eaux d'Amélie, le médecin devra s'assurer que les symptômes précédents ont disparu, et qu'une indication nouvelle est positive. Alors il procédera par gradations ménagées, commençant par des doses minimes, et exerçant une surveillance continuelle sur les effets obtenus. Il se tiendra en garde contre toute excitation qui précipiterait la marche de l'affection, bien loin de l'enrayer.

Quelle conduite doit-on tenir à l'égard des personnes qui arrivent, à Amélie, aux dernières périodes de la phthisie? Elles sont minées par une suppuration effrayante ; elles portent des cavernes considérables ; elles sont très-faibles, ne peuvent faire quelques pas sans essoufflement ; mais il leur reste de l'appétit, et surtout une grande espérance. Leur médecin avait, en conscience, prévenu la famille de la fatigue, de l'inutilité, du danger même d'un long voyage ; mais il n'avait pu s'opposer aux exigences de l'entourage, et au désir bien naturel, qu'ont les parents, d'épuiser toutes les ressources pour conserver une existence qui leur est chère. Dans des cas pareils, qui sont malheureusement trop nombreux, les prescriptions de l'hygiène sont seules de mise. On placera le malade dans une chambre chaude, on lui permettra une promenade au soleil pendant les heures propices, etc.

Quelle indication remplissons-nous, avec l'eau sulfureuse d'Amélie, dans les maladies thoraciques ou laryngées? Si nous ne sommes pas fondés à réclamer l'élimination de la matière tuberculeuse épanchée dans le parenchyme pulmonaire, nous pouvons du moins rendre au tissu du poumon plus de force relative, débarrasser ce tissu des engorgements passifs, des infiltrations séreuses qui rendaient l'accès plus facile aux productions morbides. Pour résoudre l'œdème, l'engorgement et les indurations chroniques, qui ont parfois envahi une portion notable du poumon, nous réussirons d'autant mieux que ces états morbides seront liés à une pneumonie, à une bronchite, à une fluxion anciennes, et qu'ils ne seront pas, en un mot, sous la dépendance d'un état diathésique spécial.

Les muqueuses pharyngo-laryngienne et trachéale présentent souvent des altérations analogues à celles que nous venons de signaler pour la muqueuse bronchique : elles sont le siége de rougeurs, de picotements qui changent le timbre de la voix. Le tissu cellulaire sous-jacent subit des infiltrations diverses. L'eau d'Amélie sera utilement employée pour modifier la vitalité de ces muqueuses, et elle obtiendra une guérison plus prompte et plus certaine, si la diathèse tuberculeuse ne s'est manifestée encore sur aucun point des organes respiratoires.

Elle serait dangereuse, au contraire, dans les cas auxquels on est convenu de donner le nom de phthisie laryngée, à cause de l'inflammation qui se propagerait peut-être dans les voies bronchiques.

La médication sulfureuse d'Amélie réveille donc l'organisme; elle communique aux tissus une force plus grande de résistance vitale : c'est une vertu cachée qui n'est expliquée, ni par la physique, ni par la chimie, mais que l'expérience clinique constate chaque jour. Rend-on un compte plus satisfaisant du mode varié par lequel les autres eaux sulfureuses agissent dans les affections pulmonaires? St-Sauveur, Cauterets, Labassère, Bonnes, les Eaux-Chaudes, ont des sources dont la composition chimique présente, entre elles, de faibles différences; et nous ne pensons pas que la variété thérapeutique ait sa raison d'être, uniquement dans la proportion plus ou moins forte de sulfure de sodium, de principes alcalins, de silice, d'iode ou de glairine. Nous apprécions ces sources au point de vue pratique, et nous n'enverrons pas nos malades indifféremment à l'une ou à l'autre. Les Eaux-Bonnes sont indiquées pour les malades éminemment lymphatiques, qui ont besoin de recevoir une secousse énergique, et chez lesquels le poumon se laisserait facilement envahir par la matière tuberculeuse. A Cauterets, les eaux de la Raillère sont recommandées, en bain et en boisson, aux personnes à tempérament sanguin, qui présentent les symptômes généraux de la tuberculisation, sans que l'état local soit aussi avancé. Mais, de l'aveu même des Inspecteurs MM. Buron et Cardinal, elles sont très-préjudiciables quand la fièvre hectique s'est déclarée, et que l'auscultation révèle des craquements humides ou du gargouillement.

Pause et César-Vieux conviennent dans les cas où une débilité générale, des excès antérieurs, la masturbation, la syphilis, demandent une restauration de l'économie, mais où les eaux de César et des Espagnols seraient trop excitantes.

Si l'élément nerveux prédomine chez le sujet, on prescrit des bains au Petit-St-Sauveur. Nous attachons peu de crédit à ces eaux, qui sont mal captées, et qu'il faut chauffer artificiellement.

De nombreux malades sont doués d'une irritabilité extrême; au moindre essai d'une médication en apparence inoffensive, ils présentent des troubles variés de l'innervation. Nous pensons que les personnes de ce genre devront être adressées, soit aux Eaux-Chaudes, où elles feraient usage de l'eau fortement alcaline de la source Baudot, soit à Labassère, dont la source est plus tempérée (1), soit enfin à St-Sauveur.

---

(1) Cazalas. Recherches pour servir à l'histoire médicale de l'eau minérale sulfureuse de Labassère.

La longue pratique de M. Fabas (1) lui a démontré que les eaux de St-Sauveur jouissaient d'une propriété sédative, des plus remarquables, bien qu'elles soient plus riches en sulfure de sodium que les eaux de Luchon, par exemple. La source de Hontalade donne une eau plus facile à digérer que celle de la buvette de l'établissement. Nous avons vu qu'elle était fréquentée principalement par les jeunes phthisiques dont le tempérament nerveux n'avait pu s'accommoder ni de la Raillère ni des Eaux-Bonnes.

Symptômes de la maladie. — La médication sulfureuse d'Amélie est contre-indiquée toutes les fois que les sueurs, la fièvre hectique continue, la diarrhée colliquative, les crachats purulents annoncent un dépérissement rapide chez le malade : ce fait découle évidemment des considérations présentées plus haut.

Lorsque les sueurs dépendent simplement du relâchement de l'organe cutané, si les désordres locaux sont insignifiants dans la poitrine, et si l'affection est dans une période stationnaire, les bains sulfureux rendront à la peau sa tonicité. Ils seront également de mise, dans les cas d'amaigrissement, de relâchement des intestins, de faiblesse générale, à la condition toutefois que ces symptômes ne sont pas sub-

---

(1) Rapport à l'Académie des sciences ; 1837.

ordonnés à un état avancé ou aigu de la tuberculisation.

Les crachats muqueux et filants peuvent tenir à un engouement pulmonaire, à une congestion passive d'un canal bronchique; ils seront diminués ou taris par l'action de l'eau sulfureuse sur les voies respiratoires. S'ils étaient épais et produits par une congestion active autour d'un noyau tuberculeux, une exaltation nouvelle ne ferait qu'agrandir le cercle inflammatoire.

Quelquefois le sang se trouve mêlé aux crachats, en stries à peine sensibles, ou bien il est rendu pur, vermeil et spumeux, en quantités plus ou moins considérables, à des intervalles plus ou moins rapprochés. En thèse générale, la présence du sang dans les crachats témoigne un mouvement fluxionnaire vers le poumon, et doit faire renoncer immédiatement à l'emploi des eaux d'Amélie. Mais est-ce une contre-indication absolue? Non; l'analyse clinique nous apprend que la suppression d'un flux habituel, des hémorrhoïdes chez l'homme, des menstrues chez la femme, d'une épistaxis ordinaire, porte, vicieusement, vers les voies bronchiques, cette hémorrhagie nécessaire. Dans un cas pareil, l'eau sulfureuse, bien administrée, ne nuira en aucune façon, et rendra même un service important. Une douche ascendante dans le rectum, précédée de l'application de quelques sangsues à la marge de l'anus, s'il y avait des signes de pléthore générale ; des douches ménagées sur les reins, ou bien des pédiluves, des demi-bains, des injections dans le vagin, pourront ramener en leurs lieux naturels la fluxion déplacée. Que de fois un pareil dérangement de la menstruation tient toute l'économie en échec, favorise l'établissement des fusées tuberculeuses dans le parenchyime pulmonaire ! Et il suffit de rétablir la matrice dans ses fonctions, pour abolir la scène morbide et rendre au sujet toutes les apparences de la santé.

Dans l'immense majorité des cas, l'hémoptysie contre-indique l'emploi de la médication sulfureuse ; et, lors même qu'il est permis d'y avoir recours, il ne faut le faire qu'avec les plus scrupuleux ménagements.

La dyspnée est le résultat de tout obstacle permanent à la fonction respiratoire. Si l'empêchement est produit par la présence de vastes cavernes, par la destruction d'une partie du poumon, par des masses compactes de tubercules, ou bien encore par la compression d'une tumeur étrangère, d'hydatides, de cancer, par une poche anévrysmale, il n'y a rien à espérer de la médication sulfureuse. Elle accélérerait seulement la marche de l'affection par une excitation intempestive.

Dans les cas, au contraire, où la tuberculisation est à son début, où la gêne de la respiration est causée par un engouement des bronches, par la stase d'une hypérémie ancienne, par une hépatisation non spécifique, nous produirons, chez le malade, un soulagement merveilleux, en modifiant la muqueuse pulmonaire et en facilitant la résorption des infiltrations séreuses, au moyen de l'eau sulfureuse d'Amélie, employée long-temps et à doses graduées.

Complications de la maladie. — Les personnes que la phthisie pulmonaire expose à un si grand danger de mourir jeunes, ne sont pas, pour cela, exemptées des autres maladies. Souvent même des affections antérieures ont préparé le développement d'un germe tuberculeux qui serait, sans elle, indéfiniment demeuré à l'état latent. La scrofule, la syphilis, les dartres, le rhumatisme, se rangent en première ligne des causes exerçant une funeste et profonde influence sur l'économie. Et, par un privilége heureux, les eaux sulfureuses fournissent des moyens puissants de combattre ces complications de la phthisie pulmonaire.

Il est de science élémentaire que la scrofule développe fréquemment des manifestations variées (glandes engorgées, tumeurs blanches, caries osseuses), chez un sujet, avant qu'il soit possible de découvrir la moindre trace de tuberculisation dans ses poumons. D'autre part, les vices syphilitique et dartreux, s'ils sont héréditaires, ont pu donner à l'enfant une constitution malingre; s'ils sont acquis et pour peu qu'ils aient été traités d'une façon incomplète, ils communiquent au poumon une débilité spéciale, une disposition aux fluxions, aux engorgements. Les métastases rhumatismales ne sont pas parfaitement connues, mais il est clair qu'elles jouent un rôle dans la chronicité de plusieurs affections pulmonaires. Pourquoi n'existerait-il pas un rhumatisme pour le poumon aussi bien que pour le cœur et les autres muscles? N'entre-t-il pas du tissu fibreux dans la texture de chaque cellule pulmonaire? La preuve manifeste de semblables assertions se trouve dans la disparition de certains catarrhes, dans l'amélioration de la toux ou de la dyspnée, dès que la fluxion est ramenée sur l'articulation du genou, par exemple, ou sur tout autre point excentrique, où elle avait été primitivement fixée.

Dans les cas de ce genre, l'indication première du traitement est de débarrasser la phthisie pulmonaire de toutes les affections concomitantes, afin que, seule, elle soit directement combattue par les moyens spéciaux que la thérapeutique nous enseigne. Les eaux sulfureuses d'Amélie seront employées, en bains et en douches, contre le rachitisme des enfants, contre les tumeurs froides et indolentes, contre la carie des os de la jambe et du pied, contre les empâtements du tissu cellulaire, contre les leucorrhées. Cette médication produira des résultats remarquables si le travail éliminatoire et réparateur est maintenu dans de justes limites; si l'on a le soin de ne rien précipiter et de demander à la guérison une lenteur progressive. Il faut toujours établir de l'harmonie entre l'ancienneté de l'état morbide et l'effort fait par la nature pour ramener l'état de santé.

La médication sulfureuse n'est pas entièrement spécifique contre la syphilis; mais, par l'excitation introduite dans l'économie, elle servira utilement à démasquer les symptômes obscurs; elle fera reparaître des écoulements; elle ravivera des surfaces ulcérées, des exanthèmes; elle rendra plus franches les éruptions cutanées et les douleurs ostéocopes. Et alors les préparations mercurielles et iodées, que l'on avait administrées auparavant sans succès ou avec trop de négligence, auront une chance plus certaine de triompher du mal.

Le vice strumeux se cache de même sous les formes les plus variées; il s'implante dans certains tissus, et, une fois qu'il les a profondément altérés, il est difficile de purifier la constitution du malade. Nous recommanderons de n'employer l'eau sulfureuse d'Amélie, que si les dartres sont passées à l'état chronique et s'il n'y a aucune trace de réaction fébrile. Pour les dartres sécrétantes et à marche aiguë, l'eau de Molitg est infiniment préférable. La médication sulfureuse n'exclut nullement l'usage des médicaments réputés dépuratifs; elle leur prépare, en tout cas, une réussite plus positive.

Quant à l'affection rhumatismale, le soufre a passé, de tout temps, pour un remède spécifique à son égard. Seulement nous remarquerons que les eaux d'Amélie sont plus efficaces contre les douleurs rhumatismales anciennes et chez les sujets peu sensibles. Lorsqu'il y aura une prédominance marquée de l'élément nerveux, nous conseillerons plus volontiers les bains de Lamalou. Ces dernières eaux sont douées à un haut degré de la propriété hyposthénisante. Elles méritent la vieille renommée dont elles jouissent auprès des malades des départements du Gard, de l'Aude, de l'Hérault et de l'Aveyron. Il est même fâcheux qu'elles soient presque ignorées par les praticiens du nord (1).

Le traitement de ces complications diverses ne doit jamais faire oublier que le malade est porteur de la diathèse tuberculeuse. Il ne sera donc point conduit avec trop de rigueur, car tout est solidaire dans l'économie humaine, et l'excitation, bienfaisante sur un point, deviendrait funeste si elle se propageait à un autre point, et si elle réveillait l'ennemi dangereux qui n'attend qu'un prétexte pour exercer ses ravages dans l'organe pulmonaire.

D'autres affections peuvent encore compliquer la phthisie pulmonaire : les maladies du cœur et des

---

(1) Voir la notice publiée sur Lamalou, par M. le Professeur Dupré.

gros vaisseaux ; les névroses, comme l'hystérie et l'épilepsie ; les congestions sanguines, qui se rapportent fréquemment à l'âge critique de la femme, etc. Dans tous ces cas, la médication sulfureuse d'Amélie aggraverait l'état morbide, et elle est formellement contre-indiquée.

CHAPITRE IV.

INFLUENCE DES INHALATIONS SULFHYDRIQUES D'AMÉLIE DANS LES MALADIES DES ORGANES RESPIRATOIRES.

Nous venons de voir les services que l'eau sulfureuse d'Amélie, administrée en boisson et en bains, peut fournir chez les sujets qui présentent les premiers symptômes de la phthisie pulmonaire, ou qui sont simplement prédisposés à cette affection.

Il est une autre forme de la médication sulfureuse, moins étudiée jusqu'à nos jours, et qui semble être appelée, cependant, à jouer un rôle important dans la thérapeutique des maladies de poitrine : nous entendons parler des inhalations gazeuses.

Les médicaments, introduits par la voie gastrique ou par la voie intestinale, par la méthode endermique ou par l'absorption cutanée, ont bientôt fait sentir leur influence à l'économie tout entière; et ce n'est que secondairement, et par suite d'affinités dont le secret nous échappe souvent, qu'ils exercent une action spéciale sur tel ou tel point de l'organisme. Ainsi l'iode agira de préférence sur le système glandulaire, l'aloès sur l'intestin rectum, le mercure sur les glandes salivaires, etc. Mais il est de fait que cette impression, élective et locale, ne se manifeste qu'à la suite d'une modification de tout le système; et cette marche thérapeutique est indispensable, puisque l'affection morbide appartient aussi à l'économie générale, lors même qu'elle paraît réalisée sur une partie unique du corps. Nous n'admettons nullement que la maladie ait son principe dans l'altération primordiale d'un tissu, et nous croyons, avec une foi inébranlable, que c'est le tissu qui est altéré par le développement de la maladie. Mais ce n'est pas ici le lieu de défendre le drapeau du vitalisme; nous voulons simplement établir ces deux points, à savoir : 1° que le soufre, administré en bains et en boisson, ne modifie l'organe pulmonaire qu'après avoir traversé la circulation générale; 2° qu'il est capable, sous la forme gazeuse, de modifier plus directement la muqueuse des bronches.

Nous savons que l'air atmosphérique joue un rôle capital dans la fonction de la respiration; il suffit d'une différence minime dans le rapport des deux gaz constituants, ou dans la pression de la masse gazeuse, pour produire aussitôt, chez l'homme, de graves phénomènes. Ces notions ont servi de base à la médication pneumatique, dont les expériences se poursuivent activement à Lyon et à Montpellier. M. le docteur E. Bertin (1) vient de publier le résultat de

(1) Étude clinique de l'emploi et des effets du bain d'air comprimé dans le traitement de diverses maladies, selon les procédés médico-pneumatiques ou d'atmosphérie de M. Émile Tabarié.

ses observations, à ce sujet, pendant les quinze premières années, depuis la fondation de l'établissement qu'il dirige. Il prouve que le bain d'air comprimé, administré avec les précautions voulues, a sur les mouvements respiratoires, et même sur les mouvements cardiaques, une action hyposthénisante; qu'il arrête l'afflux considérable du sang, et par conséquent les hémoptysies actives. Les respirations, étant plus fructueuses, ne se précipitent point, et ainsi se suppriment les dyspnées et les cruelles insomnies qu'elles occasionnaient. Les malades reprennent du calme et peuvent se livrer à l'exercice. Le poumon, tonifié, se débarrasse des matières qui obstruaient certaines ramifications bronchiques; il se laisse mieux pénétrer par l'air; il resserre peu à peu les noyaux tuberculeux, et, en ayant perdu la disposition fluxionnaire et catarrhale, il s'oppose puissamment à l'invasion d'une fusée nouvelle.

De semblables résultats forment un enseignement précieux; ils ouvrent une ère brillante dans le traitement des maladies thoraciques; mais on comprend qu'il est nécessaire de leur donner le contrôle de faits nombreux et bien constatés. La phthisie est une affection si redoutable et si commune, qu'il ne faut repousser systématiquement aucun des moyens proposés pour la guérison. Et si l'on témoigne, à leur naissance, une certaine défiance envers les procédés les plus rationnels de curation, c'est pour donner à ces moyens même une autorité plus légitime et plus universelle.

La médication pneumatique, d'ailleurs, ne date pas de nos jours ; et si MM. Tabarié, Bertin, Junod, Pravaz, etc., ont commencé, depuis quelques années seulement, à expérimenter les effets de l'air comprimé, il est établi que la médecine ancienne avait déjà reconnu l'avantage des inhalations de plusieurs gaz. Pour nous en tenir à l'étude de notre sujet, nous rappellerons la coutume que Galien avait contractée d'envoyer ses phthisiques respirer l'air sulfureux dans les *vaporarium* naturels qui se trouvent en Sicile et aux environs de Naples. Le chlore et l'iode ont été également expérimentés, dans le même but, par les praticiens les plus recommandables. Les fumigations balsamiques, sous des formes variées, ont été mises en usage contre les altérations chroniques du poumon : ainsi la térébenthine, dont l'action est très-excitante, si l'on en administre une forte dose, devient résolutive et calmante quand elle a été modifiée par son passage à travers l'économie, et qu'elle arrive à l'organe pulmonaire, en parties indéfiniment divisées, presque en atomes homœopathiques. C'est dans ce sens que Bordeu appelait les Eaux-Bonnes un remède béchique par excellence.

L'acide carbonique est recueilli, à part, dans les établissements du grand duché de Bade, où les eaux fournissent ce gaz pur et en grande abondance; et l'on prétend que, respiré en volumes gradués, il exerce une action sédative sur certaines phthisies avec complication de l'élément nerveux.

Pourquoi le camphre, l'éther et toute la classe des substances, appelées autrefois nervines, ne seraient-ils pas progressivement mélangés à l'atmosphère que respirent les malades, surtout lorsqu'une irritabilité extrême met en jeu, chez ces personnes, les mouvements fluxionnaires, et s'oppose au succès de toute médication ?

M. Rufz a prouvé que les substances narcotico-âcres réussissaient dans plusieurs cas de phthisie. Il avait été à même de suivre un grand nombre d'ouvriers employés à la manufacture des tabacs. Beaucoup de ces ouvriers, à leur arrivée à Strasbourg, présentaient la série complète des signes stéthoscopiques et rationnels d'une tuberculisation pulmonaire commençante. S'ils travaillaient dans les salles où la fermentation du tabac est avancée, l'affection restait complètement stationnaire. Quittaient-ils la fabrique six mois, un an, les symptômes reprenaient la marche ascendante, et rien ne produisait une amélioration plus notable que le retour à l'atelier. Ces expériences ont été renouvelées, cent fois, en présence du Professeur L. Boyer et d'autres juges compétents, et des résultats positifs les ont toujours couronnées.

Quel praticien n'a pas été témoin du soulagement que l'on procure aux asthmatiques et aux malades atteints de dyspnée, en leur conseillant l'usage du *datura stramonium*, fumé par cigarettes ?

Les eaux du Mont-d'Or, qui dégagent une proportion notable de gaz acide carbonique, sont administrées en fumigations, depuis quelques années, contre les hémoptysies actives et les accidents nerveux. M. le docteur Bertrand prétend s'en trouver à merveille dans le traitement de plusieurs phthisies commençantes.

Si de semblables médications n'ont pas toujours accompli le bien que l'on en attendait, c'est peut-être moins la faute de leur vertu intrinsèque que celle des médecins qui les employaient, et qui avaient surtout le grand tort de donner pour une panacée universelle le remède appelé à remplir quelques indications spéciales. En principe, l'atmiatrie pulmonaire n'est nullement abandonnée, mais elle demande à être mieux dirigée.

Lallemand, dans les mémoires composés sur les eaux du Vernet, a beaucoup vanté les bienfaits du *vaporarium* pour combattre les affections de poitrine. Un nom aussi populaire dans la science aurait rendu à la médication par les inhalations sulfureuses un éminent service si l'exagération ne s'était pas mêlée à l'éloge, et si la pratique n'avait pas souvent rencontré d'amères désillusions parmi les résultats qu'on lui présentait comme assurés.

En premier lieu, nous pensons que cette médication

est loin d'être inoffensive : elle peut présenter de graves dangers si elle est maniée par une main inexpérimentée. Elle cause des accidents d'autant plus effrayants qu'ils étaient moins prévus, et elle doit être souverainement interdite aux personnes chez lesquelles l'indication n'est pas évidente.

Ces réserves posées, voyons les avantages que l'on peut retirer des inhalations sulfureuses. Les faits rapportés par les observateurs consciencieux (1) démontrent que le gaz sulfhydrique, mélangé en faibles proportions avec l'air atmosphérique, produit une action sédative et non pas irritante ; que, associé à la vapeur d'eau, il exerce sur la muqueuse bronchique une modification analogue à celle que nous avons signalée pour la médication sulfureuse, mais plus tempérante, et ne faisant pas redouter aussitôt les symptômes de fluxion et de phlogose. M. Astrié, examinant avec soin les inconvénients de l'eau sulfureuse à l'égard de certains phthisiques, termine ainsi ce chapitre : « Le tubercule reste souvent stationnaire, mais souvent, à propos d'une » vive émotion, d'un coup d'air, d'un rien, l'habitude morbide reprend le dessus, de nouvelles » hémoptysies surviennent, et le ramollissement s'ac-

(1) Voyez les mémoires de MM. Gerdy (eaux d'Uriage), Dupasquier (Allevard), Bertrand, Silhol (le Vernet), Bonjean, Despine (eaux d'Aix-en-Savoie).

» compagne souvent encore, dans ces cas, de phleg-
» masies périphériques qui hâtent la terminaison
» funeste. Il est dans cette forme, que l'on pourrait
» appeler phthisie sèche, nerveuse, congestive, un
» mode balnéaire qui convient parfaitement aux in-
» dications qu'elle présente : je veux parler des in-
» halations vaporeuses hydrosulfuriquées ; action
» émolliente de la vapeur d'eau sur la muqueuse
» bronchique, action sédative et hyposthénisante des
» fonctions pulmonaires par l'hydrogène sulfuré ; tels
» sont les éléments qu'elle offre, et qui peuvent être
» utilement associés au mode dérivatif précédent (1). »

Les établissements d'Amélie sont à même de fournir des bains de vapeur hydrosulfuriquée, depuis la température ordinaire jusqu'aux températures les plus hautes (de 32 à 62° centigr.).

Les phthisiques pourront être placés dans une atmosphère qui ne contiendra que quelques atomes du gaz médicateur, et qui sera ensuite, selon les besoins, saturée de plus en plus.

Le promenoir de M. Bessières est, sous ce rapport, une grande ressource ; les malades y font un exercice facile et salutaire. Mais ils ne doivent pas oublier que c'est une promenade médicale, et non pas une salle couverte, où l'on viendrait chercher seulement de la chaleur et un refuge contre la pluie.

---

(1) Astrié. Ouvrage cité.

Les inhalations sulfureuses doivent être graduées, pour chaque individu, avec un soin minutieux et après un examen attentif de l'affection dont il est porteur. C'est en négligeant ces précautions importantes, c'est en tolérant un emploi exagéré d'un médicament précieux, qu'on s'exposerait à de graves mécomptes, et qu'on enlèverait tout crédit au remède.

Ce n'est que d'une manière relative que nous reconnaissons au gaz sulfhydrique une propriété sédative. Si l'expectoration glaireuse devient plus abondante et plus facile, si la toux est plus humide, si la dyspnée diminue par la résolution d'un engouement partiel, si la respiration semble plus libre, si les douleurs intra-thoraciques ont moins d'acuité après les séances du *vaporarium*, reconnaissons là des actions multiples qui combinent leurs effets. Nous devons faire la part de la vapeur d'eau qui humecte les voies trop arides, celle de la température qui amène une diaphorèse remarquable à la peau, autant que celle du gaz qui possède une vertu spéciale.

Voilà pourquoi nous recommanderons de suivre des règles précises pour l'administration des inhalations sulfureuses. Le malade, dans les premiers jours du traitement, s'accoutumera d'abord à l'atmosphère qui règne dans la galerie des bains, et qui est même sensible dans les escaliers, au salon et à la salle à manger. Il ne fréquentera le promenoir de M. Bessières, pas plus d'une demi-heure de suite. Placé, soit dans un cabinet où l'eau sulfureuse a son courant, soit dans le *vaporarium* de la source Amélie, chez M. Pujade, il aura soin de laisser la porte extérieure presque entièrement ouverte la première fois. Successivement, il donnera moins d'accès à l'air atmosphérique, et il ouvrira davantage la soupape du gaz sulfhydrique. De cette manière, chaque séance marquera un progrès insensible pour la quantité de gaz inspiré, et pour la chaleur ambiante.

Si le moindre symptôme d'excitation se manifestait, s'il survenait un peu de fièvre, de la céphalalgie ou quelques stries sanglantes dans les crachats, l'inhalation serait suspendue, et plus tard reprise à un degré inférieur. Il est indispensable de se bien couvrir en sortant du *vaporarium*, de ne pas s'exposer immédiatement à l'air extérieur, mais plutôt de revenir dans une chambre bien chaude, et, mieux encore, dans son lit, pour ne pas interrompre la transpiration précieuse de la peau.

Le malade ne devra jamais remonter à pied le grand escalier, surtout si la séance d'inhalation avait eu lieu dans la galerie, près de la piscine. Il se fera conduire sur la chaise à porteur : l'essoufflement produit par cette ascension inutile enlèverait tout le bénéfice du bain.

Une demi-heure, trois quarts d'heure au plus seront accordés pour chaque séance dans le *vaporarium*. On devra suivre attentivement les personnes imprudentes qui, se trouvant très à l'aise dans ce cabinet, ont une tendance constante à élever la température, à accélérer l'afflux de la vapeur, et à prolonger l'inhalation au-delà des limites fixées.

Les indications que nous avons énumérées au sujet de l'emploi de l'eau sulfureuse en bain et en boisson sont également de rigueur pour l'usage des vapeurs sulfureuses. Ainsi les individus lymphatiques, même scrofuleux, chez lesquels l'organe pulmonaire est menacé de tuberculisation et présente des infiltrations séreuses, de l'engouement, des hypérémies passives et même des tubercules, mais sans état aigu, se trouveront bien des inhalations sulfhydriques.

L'élément sanguin et nerveux ne seront plus une contre-indication aussi absolue que celle imposée à l'égard des eaux ; il sera permis de tâtonner, de multiplier les essais, parce qu'ici l'effet produit est plus saisissable et plus facile à surveiller. Il n'en faudra pas moins se tenir constamment en garde contre les hémoptysies, et contre ce raptus pulmonaire qui se renouvelle sous l'influence d'une médication trop forte ou inopportune.

La contre-indication est formelle pour les phthisies à la dernière période, pour les tubercules en voie active de ramollissement, pour les cavernes, l'émaciation générale, la fièvre hectique, etc. Et cependant, nous avons vu des cas où, même à une époque très-avancée de la maladie, et au milieu des circonstances les plus défavorables, le sujet, séjournant, sans permission, dans le *vaporarium* de la source Amélie, éprouvait, avec joie : 1° un réchauffement qu'il ne trouvait nulle part ailleurs, et 2° un temps d'arrêt dans la dyspnée, parce qu'une expectoration copieuse débarrassait, pour plusieurs heures, les canaux bronchiques.

M. le docteur Pujade nous a communiqué de nombreuses observations, qui témoignent du succès remarquable des inhalations sulfhydriques, dans les affections asthmatiques. Les accès multipliés et pénibles, chez plusieurs sujets, se sont amendés, sous le double rapport de la fréquence et de la douleur. Sans admettre que l'on obtienne, dans les cas ordinaires, une guérison radicale, il serait bien important de restreindre les manifestations d'une maladie qui est considérée, dans le public, comme un brevet de longévité, mais qui procure parfois une tristesse indéfinissable au sujet. L'asthme humide est combattu de préférence par l'eau sulfureuse prise en bains et en boisson. On tire, d'autre part, un parti merveilleux des respirations de la vapeur hydrosulfuriquée chez les malades atteints d'asthme sec.

Nous signalons ces résultats sans avoir la prétention de les expliquer. Les médicaments, fournis par la nature même, conservent, dans leurs vertus, un cachet aussi mystérieux que celui qui préside à leur élaboration. Nous devons accepter les faits, et recueillir l'enseignement qu'ils nous donnent.

Les inhalations sulfhydriques, bien ménagées, ont pour but de développer, sur le poumon, une sédation directe et spéciale. L'eau sulfureuse, employée à l'extérieur, en bains, douches, etc., transporte le travail fluxionnaire vers les grandes surfaces, à la peau, sur la muqueuse intestinale ; elle ramène les flux supprimés ; et, quand ces efforts sont encore insuffisants, elle appelle à son aide les exutoires artificiels. Nous suivons donc une marche analogue à celle que l'on met en pratique quand, pour enlever une vive céphalalgie, on ordonne un pédiluve très-chaud, tandis qu'on verse de l'eau froide sur la tête du malade. Car toujours, à l'égard des poumons, nous voulons faire correspondre la sédation locale avec une dérivation éloignée.

Mais la respiration du gaz sulfhydrique ne communique-t-elle pas à la muqueuse bronchique une tonicité *suî generis*, qui serait presque spécifique contre la tuberculisation pulmonaire ? Il est aussi difficile de l'affirmer que de le révoquer en doute. Nous remarquerons seulement que, dans les localités d'Aix-en-Savoie, de Luchon, d'Amélie, du Vernet, et au voisinage des sources sulfureuses, la phthise est très-rare, presque inconnue parmi les habitants indigènes : n'est-il pas probable qu'une propriété préservatrice est inhérente à ces atmosphères imprégnées du principe sulfureux ? Cette médication marche par progrès insensibles, et s'accommode mal de l'impatience des gens qui, voulant précipiter leur traitement, prennent, sans règle ni mesure, les bains et les verres d'eau minérale. Des accidents divers, sans aucun bénéfice, suivent toujours une semblable pratique. Examinez, au contraire, la conduite traditionnelle et presque instinctive des paysans malades d'Amélie. Ils montent à la fontaine Manjolet, munis d'une fiole pleine de lait, et, au lieu de boire une grande quantité d'eau sulfureuse, c'est à peine s'ils mélangent un tiers d'eau avec leur lait.

Les médecins des Eaux-Bonnes, de Cauterets, etc., conseillent toujours, aux personnes excitables, de couper l'eau sulfureuse avec le sirop de gomme, l'infusion de violettes ou de coquelicots. Nous approuvons fort cette pratique, et nous aimerions la voir plus répandue à Amélie. En thèse générale, il est préférable de cesser l'emploi des remèdes ordinaires pendant la médication hydrologique; mais la règle est susceptible de nombreuses exceptions, suivant les variétés individuelles de chaque maladie. Pour citer simplement les exutoires, nous pensons qu'ils rendent de grands services quand ils ont été placés avec l'indication précise. Ils aident à porter, vers l'extérieur, le mouvement fluxionnaire et dépuratif que l'action sulfureuse a déterminé dans toute l'économie, et qu'il faut éloigner du poumon à tout prix. A la dernière période de la phthisie, si les cavernes sont nombreuses, les cautères nous semblent plutôt nuisibles. Ils sont destinés à combattre une suppuration intense par une autre plus active; et le malade n'a plus assez de forces pour supporter ces deux causes d'épuisement.

Nous avons essayé de donner une idée générale des secours que les praticiens rencontrent aux thermes d'Amélie, et qu'ils peuvent utiliser dans le traitement des maladies chroniques des voies respiratoires.

Nous ne prétendons pas que cette médication opère toujours des cures merveilleuses et certaines. Elle est encore à son début, et elle demande à être perfectionnée par les recherches de cette analyse clinique, qui s'empare de tout et n'assigne jamais de bornes à ses progrès. Mais nous croyons l'idée féconde, rationnelle et digne de préoccuper la science.

Évidemment il est nécessaire de multiplier les expériences chez l'homme sain, chez l'homme malade et chez les animaux; de bien analyser la composition des atmosphères, la proportion des gaz qu'elles renferment, et de savoir quelle influence thérapeutique correspond aux degrés divers de sulfuration.

Il faut aussi que les *vaporarium* soient mieux installés; que le jour et l'air puissent y arriver et s'y renouveler facilement, que les siéges soient commodes : il faut, en un mot, que toutes les parties de l'établissement portent un cachet médical, et concourent heureusement à soulager les malades.

Ces vérités sont comprises par les propriétaires. Des améliorations s'introduisent chaque jour; et nous devons reconnaître, en toute justice, qu'en suivant cette voie, Amélie-les-Bains méritera, dans un prochain avenir, d'attirer un très-grand nombre de malades à ses thermes. Et un pareil succès nous paraît assuré dès que l'on aura bien reconnu, en France, les nombreux avantages de cette position.

Le tableau suivant permet de comparer la composition chimique, que nous avon s donnée plus haut pour l'eau d'Amélie-les-Bains, avec celle des sources sulfureuses Pyrénéennes, ordinairement employées dans le traitement des maladies chroniques des voies respiratoires. Nous avons choisi les analyses des chimistes le plus en renom. Nous aurions voulu trouver ce travail composé, pour toutes les sources, par un même expérimentateur; et il se serait certainement rencontré dans les résultats un rapprochement plus parfait. M. Filhol a entrepris ce travail, et nous devons attendre la prochaine publication de ses recherches.

Quant à la composition de l'atmosphère dans les *vaporarium*, le savant Professeur de Toulouse nous a également enseigné que l'oxigène y était notablement diminué. Sa proportion est seulement de 19 p. sur 81 p. d'azote. L'acide sulfhydrique s'en dégage en quantité assez considérable pour que le malade absorbe 4^{cc} de ce gaz dans une séance de vingt minutes. Enfin la vapeur d'eau, en diminuant la tension du gaz, y laisse déposer le soufre à l'état libre et en fait pénétrer des molécules dans les canaux bronchiques.

***TABLEAU** comparatif de la composition chimique des sources sulfureuses des Pyrénées le plus habituellement employées dans le traitement des maladies chroniques des voies respiratoires.*

	32° c. E.-Bonnes.	27° c. Baudot (Eaux-Ch.)	12° c. Labassère.	38° c. Laraillère.	30° c. St-Sauveur
Acide carbonique....	0,g0064				
— sulfhydrique...	0,0055				
Sulfure de sodium. .		0,g0087	0,g0464	0,g0194	0,g0253
— de fer, cuivre	traces		traces		
Chlorure de sodium..	0,3423	0,1150	0,2058	0,0495	0,0735
— potassium..	traces		0,0036		
— magnésium.	0,0044				
Sulfate de soude.....		0,0420		0,0443	0,0386
— de potasse...					
— de magnésie .	0,0125				
— de chaux....	0,1180	0,1030			
Carbonate de soude..		0,0350	0,0232		
— de potasse					
— de chaux..	0,0048				
Silicate de chaux....		0,0050	0,0452		
— d'alumine ...		traces	0,0007		
— de magnésie .			0,0096		
Soude caustique.....				0,0033	0,0052
Potasse caustique ...				traces	traces
Chaux				0,0044	0,0018
Silice	0,0160			0,0610	0,0507
Iode		traces	traces		
Alumine............			0,0018		
Matière organisée...	0,1065		0,1450		traces
	0,6045	0,3087	0,4813	0,1827	0,1956

Résumé.

Amélie-les-Bains présente, aux personnes atteintes de maladies chroniques des organes respiratoires, un climat plus doux et plus stable, pendant l'hiver, que ne le sont les climats de Pau, de Nice, d'Hyères et de Pise.

L'eau sulfureuse d'Amélie, administrée en boisson et en gargarismes, par doses faibles et graduées, modifie heureusement les altérations anciennes des muqueuses pharyngo-trachéale et bronchique, les engorgements passifs et l'œdème du poumon. Elle agit d'autant mieux que le sujet a un tempérament lymphatique, sans complication des éléments sanguin et nerveux, que l'affection est à son début, et qu'elle ne suit pas une marche aiguë.

Les bains, les douches, les demi-bains et les pédiluves forment des adjuvants utiles de la médication sulfureuse interne, quand il est indiqué de tonifier les chairs et la grande surface cutanée, de produire ou de ramener un flux sur un organe déterminé, de combattre les états rhumatismal, scrofuleux et dartreux ; mais ils seront employés, avec un discernement sérieux, chez les malades excitables et disposés aux mouvements fluxionnaires.

L'inhalation du gaz sulfhydrique procure une sédation directe sur l'organe pulmonaire, à la condition toutefois que cette inhalation, dans les *vaporarium*, sera ménagée et maintenue en de justes limites.

La possibilité de traverser toute la saison rigoureuse dans un établissement fermé et chauffé par l'eau même des sources; la réunion, dans un même bâtiment, des chambres d'habitation et des thermes; la respiration quotidienne d'une atmosphère faiblement imprégnée du principe sulfureux; la facilité d'éviter les refroidissements et les catarrhes, sont autant de conditions favorables pour le traitement des phthisiques.

Les sujets dont l'affection est avancée et touche à la dernière période, ceux qui sont atteints d'une altération organique du cœur ou de névroses essentielles graves, ne retirent aucun bénéfice de la médication sulfureuse d'Amélie.

RÉFLEXIONS SUR LES MALADIES GÉNÉRALEMENT TRAITÉES AUX BAINS D'AMÉLIE.

Il existe un certain nombre de maladies sur lesquelles la médication sulfureuse exerce une influence marquée; et, au premier coup d'œil, il paraît indifférent d'employer à leur égard l'eau de telle ou telle source également vantée.

Sans doute il est possible, avec une seule eau minérale, en variant de cent manières les moyens hydrologiques, de remplir des indications multipliées, et de s'accommoder à plusieurs particularités de la même affection. Une semblable pratique est de mise toutes les fois que les malades, par l'état de leur fortune ou par la gêne de leur position et de leurs affaires, ne peuvent pas se soumettre à un grand déplacement. On utilise alors les ressources hydrologiques qui se trouvent le plus à portée. Mais quand le médecin a une latitude complète pour poser les bases du traitement, il doit faire l'examen le plus sérieux du sujet, et bien voir si, dans son tempérament, dans sa constitution, dans ses antécédents, dans la nature, les progrès et la forme de l'affection, il ne se trouve pas une réunion de circonstances qui réclament l'usage d'une source sulfureuse spéciale.

Nous n'insisterons pas sur la classification des eaux

sulfureuses, suivant qu'elles sont fortes, moyennes, faibles et dégénérées; suivant qu'elles ont une température basse ou élevée, suivant qu'elles renferment, en proportions plus notables, le sulfure de sodium, le sulfure de calcium ou l'acide sulfhydrique. Évidemment de grandes différences thérapeutiques correspondent à ces propriétés quand elles sont nettement dessinées. Et il faudrait des volumes pour montrer les concordances que déjà la science a pu établir contre la série des affections morbides et la classe des eaux sulfureuses. Notre seule intention est, en terminant, de présenter quelques considérations pratiques sur l'action générale des eaux d'Amélie.

Ces eaux, nous l'avons vu, sont sulfurées sodiques, faibles ou moyennes pour le degré de sulfuration, d'une température chaude ou très-élevée. Ainsi la source Hermabessière a 61° c. et 0,g0160 de sulfure de sodium par litre, et la source Amélie ne donne que 47° c. et 0,g0088 : or, c'est un point très-important de posséder, dans une même station thermale, des eaux qui renferment des principes analogues, mais gradués par la nature elle-même. Elles sont limpides, ne présentent ni couleur, ni blanchîment, comme celles de Luchon ; elles ont une odeur légèrement hépatique, et laissent parfois dégager une quantité notable de gaz azote pur. Elles s'altèrent promptement au contact de l'air; elles perdent le caractère sulfureux, et restent très-alcalines. Il ne serait donc pas convenable de les exporter. Elles sont très-abondantes, puisque, sans compter les thermes militaires, il est aisé de donner, par jour, dans chaque établissement, quatre cents bains et autant de douches, d'alimenter une piscine très-vaste, et, si le besoin s'en faisait sentir, rien ne serait plus facile que de capter d'autres sources assez riches pour doubler le volume de l'eau actuellement employée. Elles produisent sur l'économie une excitation notable que nous avons analysée, et c'est dans cette excitation spéciale que se trouve le principe médicateur.

Dans toutes les maladies qui réclament un traitement adoucissant et sédatif, les eaux sulfureuses d'Amélie seraient inutiles ou dangereuses. Nous posons au premier chef des contre-indications les affections organiques du cœur, les anévrysmes des grandes artères, les apoplexies qui ont été causées par une congestion sanguine; les paralysies qui ne tiennent ni au vice rhumatismal ni à une métastase humorale; les douleurs névralgiques essentielles ou produites par l'inflammation chronique, soit des enveloppes de la moelle, soit des névrilèmes; les névroses comme l'épilepsie, la chorée, l'hystérie, quand on ne leur découvre pas une origine spéciale par l'examen étiologique; les symptômes aigus et fébriles qui peuvent compliquer habituellement ou temporairement une maladie; les dispositions qui sont fortement accusées, chez certains sujets, pour les congestions actives; enfin les tempéraments où le caractère nerveux et sanguin est prédominant.

Il est essentiel que le diagnostic ne soit pas posé à la légère dans les maladies qui viennent demander leur guérison aux eaux d'Amélie. Ainsi le lumbago, la coxalgie disparaissent, d'une manière presque certaine, sous l'influence des bains et des douches, si le sujet se trouve dans les conditions voulues. Les observations rapportées en grand nombre par Anglada (1) en donnent la conviction positive; mais si, par hasard, la chronicité du mal, la difficulté des mouvements avaient donné le change, et qu'il existât un psoïtis, au lieu du lumbago, quelle serait l'influence des douches sulfureuses? évidemment une aggravation dans les symptômes, une marche peut-être très-aiguë, et la mort, par suite de l'ouverture d'un vaste abcès dans le péritoine.

D'autre part, qu'un individu atteint de coxalgie arrive à Amélie avec les symptômes d'une grande irritation intestinale, avec une diarrhée chronique, interdirons-nous l'usage des eaux en raison d'un pareil dérangement des voies digestives? Oui, en thèse générale; mais il se peut très-bien que l'altération de la muqueuse des intestins soit liée à une métastase rhumatismale, à une perversion morbide

(1) Ouvrage cité.

des fonctions de la peau. Dans des cas pareils, la médication sulfureuse, loin d'être contremandée, est applicable dans un double but : d'une part, elle ramène la transpiration cutanée, et fait cesser le flux intempestif des mucosités internes; de l'autre, elle rend ses mouvements à l'articulation malade. Donc l'état congestif n'est pas une contre-indication absolue; elle doit être appréciée par le *criterium* d'une analyse intelligente.

Une distinction capitale sera établie nécessairement entre les fluxions anormales qui seraient un danger pour l'organisme, une complication nouvelle de l'affection présentée par le malade, et les fluxions médicatrices qui sont un bienfait de la nature pour amener la guérison. Ainsi des blennorrhagies anciennes laissent souvent une douleur dans le canal, au méat ou à la fosse naviculaire; cette douleur peut s'étendre dans la région prostatique, et se fixer au col de la vessie. Si vous administrez, en un cas pareil, des bains sulfureux et quelques douches sur le périnée, la douleur, précédemment obtuse et sourde, prend un caractère plus aigu, le suintement arrive, ou, s'il existait déjà, il se change en un écoulement abondant. De semblables phénomènes peuvent faire modifier l'emploi de l'eau d'Amélie, mais ils ne le contre-indiquent nullement. Car, après cette crise passagère, le mal local est toujours amendé, sinon disparu, et il suffit ensuite de quelques bains pour produire une guérison radicale.

Si la blennorrhagie était liée au vice syphilitique et avait été fixée antérieurement sur le testicule ou sur une grande articulation, n'est-il pas fort utile d'isoler les éléments multiples de la maladie? Dès lors le mercure, l'iodure de potassium auront facilement raison des symptômes spécifiques, et la médication sulfureuse sera souveraine contre les engorgements purement inflammatoires qui s'étaient établis à la longue en ces points divers.

Nous avons vu que les eaux d'Amélie combattaient avec succès les attributs exagérés du tempérament lymphatique. Elles ont aussi une vertu souveraine contre les manifestations chroniques de la scrofule. Elles sont employées, à l'intérieur et à l'extérieur, en bains, en douches, en lotions, pour le traitement des blépharites, des fluxions aux joues, aux lèvres et au nez, des écoulements de l'oreille, des éruptions pustuleuses et croûteuses qui s'établissent sur le cuir chevelu des enfants. Par un mode varié dans leur administration, elles résolvent les engorgements ganglionaires indolents, situés ordinairement comme un chapelet autour du col, ou formant une masse arrondie sur le devant de l'abdomen. Elles obtiennent la cicatrisation de ces ulcères interminables, à bords inégaux, dont le fond suinte une sérosité claire et nauséabonde. Elles mettent fin aux caries profondes

des os des membres, et favorisent la sortie des séquestres qui entretenaient une inflammation sourde au milieu des tissus appauvris.

De pareils résultats ne s'obtiennent pas en un jour; il faut du temps et quelquefois beaucoup de temps. Il est indispensable de revenir plusieurs fois à la charge; de suspendre la médication, huit, quinze, vingt jours; de mettre souvent encore un intervalle plus grand entre chaque phase thérapeutique, afin de mieux voir son effet immédiat ou de calculer sa portée future. Aucune règle précise ne saurait être proclamée à cet égard, puisque chaque sujet a une forme et une marche particulières dans son affection, et qu'à chaque instant il peut surgir un symptôme et une indication. Le travail réparateur ne produit jamais une métamorphose instantanée. Il s'harmonise avec l'ancienneté du mal; et quand il s'accompagne d'une réaction trop violente, il faut premièrement calmer cette réaction.

Nous insistons beaucoup sur cette pratique fondamentale : c'est qu'elle importe au plus haut degré. L'organisme veut un mouvement dépurateur et critique pour rejeter le levain morbide dont il était infesté, c'est vrai; mais si le levain se multiplie, s'il est secondé et non vaincu par la fièvre thermale, ce sont de longues infirmités et même une terminaison fatale qui sont réservées au malade, au lieu d'un retour prompt et facile à la santé.

Les douches écossaises, les bains dans la piscine s'adressent de préférence aux enfants rachitiques, aux personnes malingres chez lesquelles le tissu osseux prend un développement incomplet ou se prête aux déformations. C'est une heureuse idée d'avoir placé dans la piscine des cordes à nœud, horizontales et verticales, des liéges réunis par une ceinture. La gymnastique et la natation deviennent ainsi un plaisir, et elles aident puissamment l'action hydrologique.

Une semblable combinaison des moyens hygiéniques et médicaux est recommandée pour les chlorotiques : la pâleur caractéristique du teint, la langueur dans les mouvements, l'inertie de l'estomac, la tristesse de ces jeunes malades se dissipent après un séjour de quelques semaines aux thermes d'Amélie. Anglada avait déjà remarqué très-positivement cette modification de l'économie, et il avait vu que, dans ces cas, le principe sulfureux avait une action spéciale qui égalait celle de la médication ferrugineuse sur la même affection chlorotique.

La dysménorrhée cède à l'usage de l'eau sulfureuse prise en boisson, en affusions sur les reins, en demi-bains et en pédiluves, etc. On croirait même que le sang a recouvré ses éléments globuleux : il est plus rouge et non mêlé de mucosités filantes. Il vá sans dire que les troubles de la menstruation persisteraient et augmenteraient si l'utérus, au lieu d'un état de faiblesse et de relâchement, présentait un état congestif ou cet orgasme nerveux qui se traduit par l'appareil des phénomènes les plus bizarres. L'hystérie essentielle, celle dont les accès semblent avoir pour point de départ constant une crise nerveuse de la matrice, sera donc aggravée par la médication sulfureuse d'Amélie. Il n'y aurait une espérance légitime de guérison que si, le vice rhumatismal ou le vice dartreux ayant porté leur influence sur l'organe utérin, on parvenait à détruire cette altération spécifique par un traitement approprié.

A la suite des accouchements, ou par le seul effet d'une disposition naturelle, il est fréquent de rencontrer des femmes dont la matrice descend dans le vagin, parfois jusqu'à la vulve. A cet état pénible se joignent d'ordinaire des écoulements de mucosités variant sous le rapport de l'abondance, de la couleur et de la consistance du liquide. La médecine commune lutte difficilement contre de semblables infirmités. Les eaux sulfureuses d'Amélie font merveille chez les malades de cette catégorie. Avec les bains, les injections directes, les douches ascendantes, on rend la force aux tissus relâchés, on modifie la vitalité des muqueuses génitales, on tarit la source de ces pertes blanches, et on obtient la suppression définitive des pessaires. Au début du traitement, même chez les femmes faibles et lymphatiques, les désordres locaux sont parfois graves : il y a de la douleur, des excoriations, un prurit incommode : il est prudent alors d'aller lentement, d'alterner les bains sulfureux avec des bains d'eau de son, etc.

C'est en rétablissant l'harmonie dans ces organes si importants à la santé de la femme que l'on est amené secondairement à guérir des maladies ayant leur siége loin de là, telles que le dégoût profond qui faisait repousser toute sorte de nourriture et produisait une prompte émaciation de l'économie ; des palpitations n'ayant aucune raison d'existence dans une altération organique du cœur, des migraines tenaces, etc. Chez la femme, un lien sympathique unit si étroitement la fonction génitale avec les autres fonctions, que toute modification de l'utérus a, en bien ou en mal, un retentissement analogue sur les grands centres de vie.

Le flux menstruel est accru considérablement par l'usage des eaux d'Amélie ; il devance l'époque accoutumée, et il reparaît même chez des femmes âgées qui pensaient être quittes avec cet ennui périodique. Il faut, par conséquent, être réservé dans l'emploi d'une médication si active, quand on est disposé aux métrorrhagies et que l'écoulement doit son abondance à une pléthore générale et non à des causes asthéniques. L'âge critique impose des ménagements pareils. En rendant à l'utérus un rôle qu'il a perdu, on lui fournirait gratuitement l'occasion de localiser des dégénérescences qui souvent sont restées latentes dans l'organisme, jusqu'à ce moment, et qui deviendraient bientôt la maladie mortelle du sujet.

Les eaux sulfureuses d'Amélie n'ont pas la propriété singulière de donner la fécondité aux femmes qui sollicitent en vain les joies de la maternité. Si, après une saison à ces bains, on voit souvent la grossesse se déclarer, c'est principalement chez les femmes lymphatiques, épuisées de longue date par des pertes sanguines et les flueurs blanches. Il est clair que, dans les cas de ce genre, la vertu génératrice n'a pas été créée. Elle s'est seulement réveillée avec la vitalité nouvelle de l'économie, et surtout avec la tonicité spéciale qu'une médication soutenue a communiquée à tout le système génital.

La scrofule est souvent réunie, chez le même sujet, avec le vice herpétique : ces viciations profondes des humeurs ont un retentissement sur tous les points de l'économie; elles prennent le masque des maladies les plus disparates, des névroses essentielles, aussi bien que des altérations organiques, et la pratique montre chaque jour le succès d'un traitement dépuratif dans ces affections obscures où le diagnostic n'avait pas trouvé des éléments capables de le satisfaire. Les eaux d'Amélie sont avantageuses, en ces cas, pour révolutionner l'organisme. Il suffit de maintenir la réaction, de surveiller les éruptions et les abcès critiques. Les dartres chroniques disparaissent souvent sans se raviver ; quand elles prennent une marche aiguë et une sécrétion nouvelle, le traitement doit être suspendu. Par conséquent, on conçoit que la médication sulfureuse d'Amélie serait inutile ou dangereuse à l'égard des dartres récentes, ulcérées, s'accompagnant de fièvre et de désordres généraux. En cette circonstance, les eaux de Molitg, celles d'Uriage seront recommandées à meilleur titre.

Le vice herpétique dont les manifestations sont ordinairement visibles à l'extérieur, n'en est pas moins une affection diathésique. Il doit être attaqué par les moyens internes autant que par les médicaments topiques. L'eau sulfureuse sera donc administrée en boisson pendant l'usage des bains et des douches. Il est important de remarquer que la guérison est à ce prix, qu'elle n'est solide que si la médication a été prolongée et que le germe morbide a été chassé, non pas de la surface cutanée, mais du corps entier. La récidive est fréquente, et la cure radicale s'obtient seulement par la persévérance. M. V. Gerdy (1) a développé, à ce sujet, des considérations aussi

---

(1) Eaux minérales d'Uriage.

raisonnables que spirituelles ; il s'élève avec véhémence contre ces malades routiniers qui ont déclaré à l'avance qu'ils devaient être guéris dans un nombre limité de jours, et qui, sous aucun prétexte, ne veulent prolonger ce qu'ils appellent leur *saison*. Il en résulte des traitements incomplets ; les accidents qui venaient de disparaître se renouvellent bientôt, et, l'année suivante, il faut une et deux *saisons* pour compenser cette malheureuse économie de temps.

Les sources d'Amélie étaient connues depuis un grand nombre de siècles, puisque les traces des thermes bâtis par les Romains occupent encore une enceinte considérable. Oubliées des praticiens des âges suivants, elles sont restées en honneur près des paysans de la contrée, et c'est là qu'ils venaient chercher principalement la guérison des plaies, des tumeurs blanches, des douleurs rhumatismales.

La médecine moderne et éclairée conserve aux eaux sulfureuses d'Amélie cette renommée antique. Par l'usage de bains et de douches appropriées, les plaies se réveillent, leurs bords se rapprochent, et la cicatrisation s'opère avec une rare promptitude ; les décollements étendus de la peau ont leur terme par une inflammation adhésive qui se communique aux parois du foyer interne ; les corps étrangers enfermés au centre des tissus, ou communiquant seulement au dehors par une ouverture fistuleuse, sollicitent avec énergie le travail éliminatoire; et l'on a vu, cette année, à l'hôpital militaire, des sujets chez lesquels cet effort curateur de la nature était si rapide, si violent, qu'il exigeait une circonspection extrême de la part du chirurgien. Les eaux de Baréges, qui jouissent d'une réputation toute spéciale pour les maladies de ce genre, ne donnent pas des résultats plus complets què ceux des eaux d'Amélie, mentionnés par Anglada, et confirmés actuellement, sur une grande échelle, par les médecins militaires.

Les coxalgies, les tumeurs blanches des articulations du coude, du poignet, du genou et du pied, les rétractions des muscles, les rhumatismes articulaires et musculaires, la sciatique et la paralysie locale, à la condition expresse d'être sous l'influence du principe rhumatismal, trouvent un soulagement notable et souvent une guérison complète aux eaux d'Amélie. Mais, répétons-le en finissant, le succès de cette médication sulfureuse exige un examen attentif et une surveillance éclairée. Le nombre des bains, la gradation des douches, ne sont pas le point unique du traitement. Il faut faire la part des idiosyncrasies, du mode particulier et inhérent à chaque malade aussi bien qu'à chaque maladie. Il faut se tenir constamment en garde contre les formes cachées de l'élément nerveux, contre les mouvements congestifs, le raptus sanguin et l'apparition des symptômes aigus. On aidera la nature toujours avec intelligence : ainsi, pour les rhumatismes qui se présentent en grand nombre à Amélie, pourquoi ne pas introduire l'usage du massage, qui rend des services si vantés par M. V. Gerdy à l'établissement d'Uriage ? Les frictions ménagées sur la peau, l'excitation communiquée à l'intimité des tissus, le replacement régulier des fibrilles musculaires, le glissement des synoviales, le jeu normal et répété de l'articulation : tout cela ne sert-il pas autant que l'impression physique de l'eau de la douche ? Il n'y a rien d'exagéré dans cette supposition, et, en tout état de cause, la pratique du massage ne serait pas nuisible.

L'inspecteur qui dirige un établissement thermal ne doit jamais abdiquer la vraie science. Il n'est ni hydrologiste, ni spécialiste ; il est médecin ; et, s'il possède en main des ressources nouvelles et puissantes, dans l'emploi varié des eaux, ce n'est pas un motif pour lui de professer un empirisme ridicule.

Il est sous le poids d'une grande responsabilité lorsqu'il n'a pas compris toute l'étendue de ses devoirs et tout le bien qu'il peut opérer ; car les malades se livrent à lui dans les conditions les meilleures pour le succès d'un traitement médical. Ils ont tout quitté, pays, maison, famille, pour se consacrer entièrement aux soins de leur santé. Ils sont délivrés des exigences ou des entraînements de la société mondaine ; ils ont une existence régulière, des repas fixés, un sommeil suffisant ; ils ne sont pas exposés à prolonger leurs veilles jusqu'au matin, à subir, sur des épaules nues, après les fatigues et l'animation d'un bal, le refroidissement de la nuit. La danse, les parties de plaisir, la chasse, ne peuvent plus les faire succomber à des tentations dangereuses. La santé comme la vertu ne demande-t-elle pas, en première ligne, la fuite des occasions ?

Ici le médecin a plein pouvoir s'il sait se faire écouter. Il trouve des gens dociles, ennuyés de leurs longues souffrances, voulant avant tout être guéris et soutenus par l'aiguillon de l'espérance. Aussi bien que le praticien exerçant son art dans une ville, il peut mettre en réquisition toutes les méthodes rationnelles de traitement que la thérapeutique enseigne ; et, de plus, il est en position d'imposer les règles d'une hygiène puissante, de multiplier les moyens d'action par l'hydrothérapie simple et minérale.

Quelle révolution favorable doit-il introduire dans l'organisme sous le jeu combiné des forces naturelles et de tous les procédés médicateurs ! Songeons aux cures merveilleuses qu'opérait Priessnitz, et lui n'était pas médecin !

FIN.

TABLE.

www.ingramcontent.com/pod-product-compliance
Lightning Source LLC
Chambersburg PA
CBHW071104210326
41519CB00020B/6156